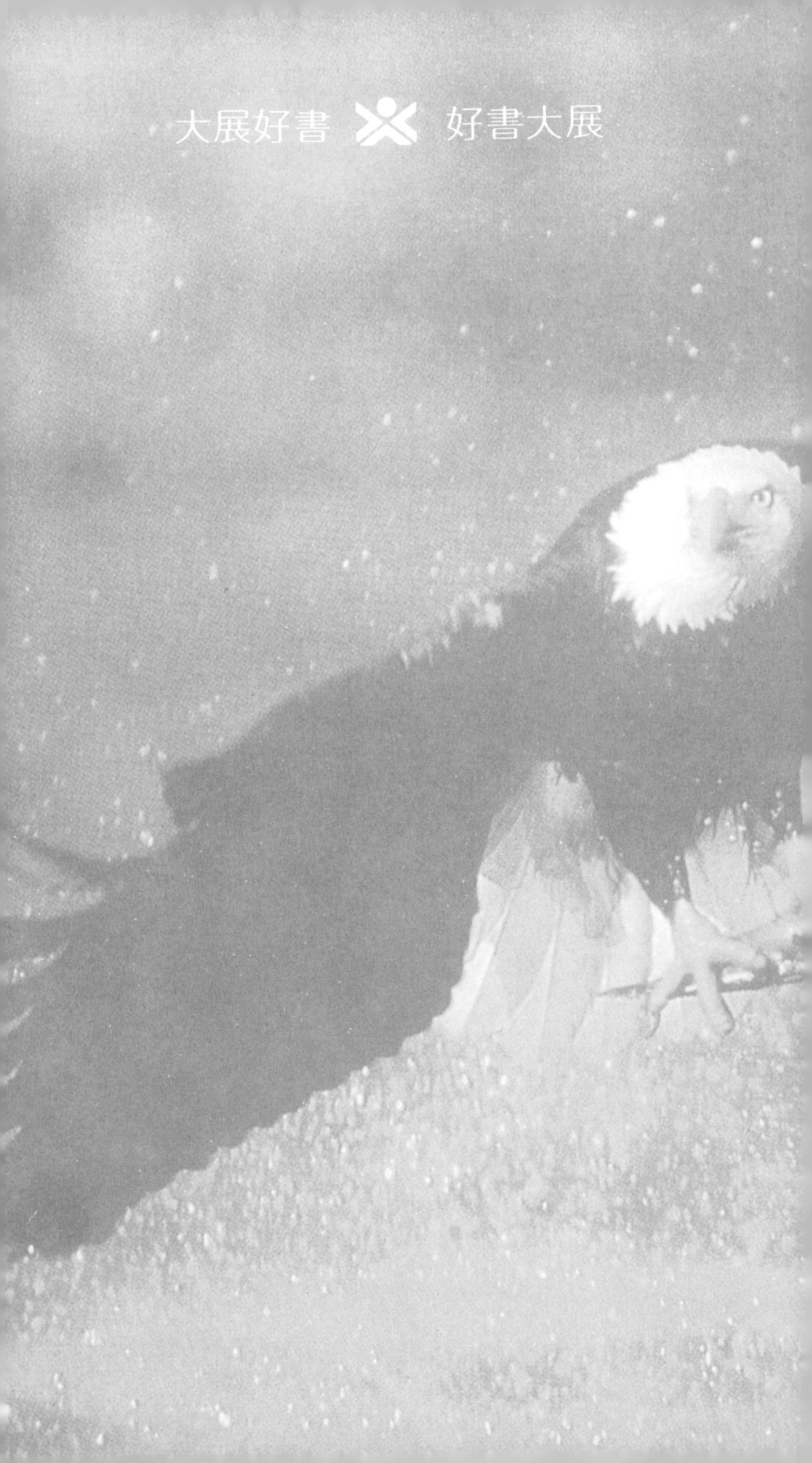

大展好書 好書大展

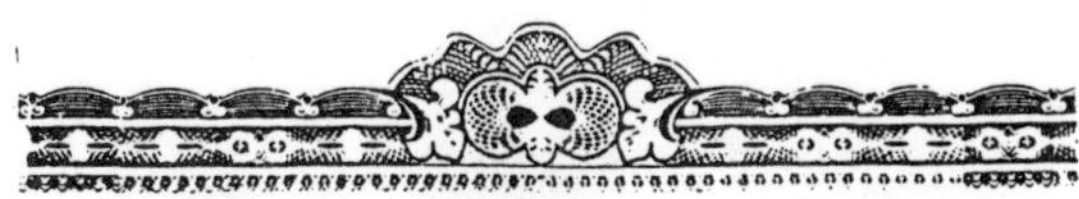

詹姆士・史考勒／著
芭芭拉・潔克斯
梁　瑞　麟／譯

年輕十歲不是夢

以健康為優先　為年輕的外貌而努力

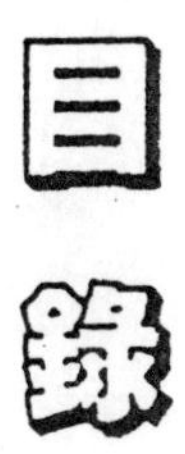

目錄

導　言

年輕的外貌

歲月的痕跡是不是不知不覺已侵擾了你？你是否注意到你已有了第一根白頭髮，或頭髮越來越少、越稀疏了呢？你是否已有了魚尾紋、雙下巴或肌肉鬆垮呢？是不是越來越困難去除身上多餘之贅肉呢？你是否已無法一次即把東西搬上樓，而要堆積在樓梯處分批拿？或逛街時，沒有擦口紅，穿著線脫落之緊身衣，而期望沒有人注意到？你是否常常因太疲倦而沒有精神去注意自身的打扮？

如果你是男性，你是否已停止往常的洗車或擦皮鞋？你是否也因為可以不修邊幅，省去麻煩，而接受一些設計師之蓬亂外貌呢？你是否已很久沒運動了？常開車而不願勞動雙腳走路呢？

為更美麗而改變

青春的確是毫不留情地飛逝而不令人警覺。當有一天面對鏡子或商店的櫥窗時，我們才驚悟已不似往日之十八、二十八或三十八歲時的那模樣了。真心的面對它吧！你願意你的青春因不良之營養（太多不良、太少有益之食品），太多不良而太少優良之習慣而橫遭摧殘嗎？不良的飲食習慣常來自沉耽於吃食不健康食品。正確的飲食習慣在於認知個人健康是我們每個人責無旁貸、全職之責任。它會使我們更長壽，也使生命更有活力。

幸運的是，要養成好習慣所需之時間並不比壞習慣更久，本書中所提及之方法，所需要之時間與日後所獲得之回報是微不足道的，況且它是利用以往在電視機前昏睡，或早晨賴床之時間。

在本書中，無論是討論體重、身材、皮膚、頭髮、眼睛或牙齒，我們都以健康因素為第一優先。縱使你擅長使用化妝來補拙，或精於用衣服來突顯自己，如未能真正改善你的體能及健康，終究是以外表之包裝而已。試想，如果連你自己都不覺得好，那又怎麼可能顯現於外呢？也許可以一時的隱瞞住別人，但終究紙包不住火是無法持久的！

體重及身材

如果你對自己的身材或體重十分擔憂，從現在開始，你可以改變它。在第三章中，我們將協助你發掘自己的身體並向你解釋過重或過輕並非無藥可救。在第二及第四章中談論之營養吸收及運動，將可幫助你重新獲得並維持理想體重。同時，也使你的軀體有更年輕之體能及較佳外表。

瞭解自己的體型——並學習如何運用衣服使自己看起來更輕或更重、更高或更矮、更年輕或更成熟——可帶來立即正面之鼓舞效果。就你目前所擁有的稍加修飾，或引導別人注意你的長處，這些都能使你感覺振奮，並願意進一步改善。在第五章中，我們將會對不同的體型在挑選衣服上提出一些忠告。

我們的身體並不是永遠都固定不變的。它的狀況完全取決於我們儘力維持並改善它呢？或故意忽視而摧殘它？無論年紀多大，鏡中所見的你，就是這些年來不斷努力後所呈現之結果。如果你不喜歡你現在的外表，你「可以」改變它。

在第三章中，你將學會如何分析你的體重並為自己設定一合理之標準體重，一旦你瞭解自己本身的體重，你可以發展出一生都適用之體能訓練計劃以保持年輕活力。

皮膚

無論你的皮膚是何種型式，女性在三十，男性在四十歲左右，皮膚即開始鬆弛。縐紋、魚尾紋及斑點開始出現，使皮膚不光滑，別人很容易即看出年紀大小，及健康有問題。通常因為頸及手掌上的皮膚比其他部位（除眼四周外）都還細膩，所以最先老化。另外，曝曬過多，抽煙、強烈的蒸氣暖氣，不良之飲食，都會加速皮膚老化。

然而，由於現代化之科技，我們可以經由現在即開始做而減緩老化速度，甚而改善皮膚的外貌。

在第七章中，我們將討論人體中最大的器官——皮膚。它不會隱藏任何秘密而會很真實地反映內在營養狀況。你將學會如何辨識皮膚所欠缺之營養及如何補充。人的美麗並非全靠皮膚，而是要能從內真實地反映整體健康狀況，如此，你才能內外皆顯得更年輕。

如果你是一位女性，打扮的技巧可使你美麗動人，但是如果你使用的是老方法、舊產品，或紋理太重之不良用品，則將適得其反。第七章將會告訴你如何挑選以及那一種顏色才最適合你。

頭髮

頭髮與皮膚都受相同之因素影響，且能立即顯示其老化及受壓力的情形。健康的髮質源自頭皮即開始，給予它適當的養分，即會顯現出優美頭髮。掉髮、變灰或變色，不合臉型的髮式都會使你的外表比實際年齡還大。

健康的頭髮、良好的髮色、適當的剪裁及合宜的髮型可以使你看起來更年輕，且能增加你的信心，在第二章及第八章中，我們將會討論這些。

牙齒

你的笑容會使臉皮下垂嗎？當你笑時，會本能地用手掩口嗎？你的牙齒有不平、掉落、汚垢或變色嗎？當刷牙或吃東西時，你的齒齦會流血或十分敏感嗎？記住！其實我們大可不要靠假牙過一生，或年老時一定要找牙醫幫忙。最近在牙科的技術發展，可以使你開懷大笑，露出那健康、整齊、潔白的牙齒。第十章將會告訴你如何做到此點。

健康的牙齒及牙齦需要每天正確的保養及充分之養分，本書將會指導你一些正確保健習慣，可以使你牙齒及齒齦一生都健康且臉上散發出健康的笑容。

眼睛

大家都知道眼睛、視力對一個人的重要性，也明瞭一個明亮、清晰的眼睛對大家之吸引力。所以我們不應該忽視它，在第九章中，我們不僅告訴你如何保持它們健康，同時也告訴你如何挑選適合你臉型的眼鏡。

手、腳及指甲

除了頸及姿態外，最能反映出你的年紀的，莫過於你的手、腳及指甲了。由於它們位於血管末端，血液循環不良或健康不佳，都會導致手腳冰冷、粗糙、指甲分裂、斷折、脫落等現象，而明白顯示出疏忽照料，不良循環系統及老化之結果。在第二章及第四章中，我們將告訴你如何運用正確的營養及運動改進你的循環系統。而第十章則告訴你如何從外在保養你的手、腳及指甲。

指甲是循環系統好壞的最佳反映器官，讀完此書，你將學會如何使它們看起來更強健。也因此而使你整個身體更健康。

優美的姿態

一個人的姿態會反映出一個人內心之感覺，同時也會影響別人對他的觀感。無論男女，如果年華老逝，或疾病纏身，或疲憊萬分，毫無鬥志，都可從其舉止中透露出來。相反的，舉止高雅、態度溫文有禮的人，不論在體力或精神方面，都令人覺得健康、樂觀、充滿活力、朝氣。在第十一章，我們將告訴你如何檢查並調整你的姿態使其更文雅。

優美的姿態不是憑空得來的：它是個人追求完美的結果。它不僅使你外觀優雅，也使你從內心感覺良好。它使我們整個身體充滿著美。

神韻

如果你覺得凡事不感興趣，很容易疲倦，常覺壓力過重，那即是對身體負荷的一項警告。一些溫和的愛及關懷就能將此現象完全改變。所以好好地照顧你自己，及注意個人生活，將使你煥然一新。而這些全來自你的想像力。你必須能預知你將來的模樣，且貫徹始終，堅信有朝一日必可達到。以往認為是藉口，遙不可及的，現在都成為通往未來之路。

內、外在俱好之三、四十餘歲男女，都會毫不遲疑地下定決心朝那努力。他們會設定適合自己的體能計劃：吃的適當、吸取均衡食物、足夠的運動、充足之睡眠，並每天習慣性地打扮自己。這些都會在本書中介紹。

面對現實

但是，在進行改變之前，你必須自己很誠實地評斷目前的狀況，在舒適及隱秘之房間中，脫掉你的衣服（如果不習慣裸體，可以穿上泳衣），用鏡子好好照照全身，回想本書所提有關身體保健事項，看看那些你想改變之地方，再設定目標努力實行。一旦達成了，可以逐步再提高一些，我保證，你一定可以做到的。所以，讓我們手攜手就從現在開始吧！

Barbara Jacques
Jim Scale

第一章

活得更久、更好

照照鏡子，你能想像從鏡中所見到的你，是經過十八億年生物演化後的結果嗎?光憑此點，就可以使我們覺得很特別，值得大家愛惜自己之身體。

學習如何照顧自己就是本書的目地。

學習與愛是生命中的基本要素。從子宮中我們就開始學習，一直到死。如果我們不懂得施予別人愛及接受別人的愛，那就不是一個完整的人生。而要能愛，其先決條件就是從自己開始。你必須要能愛自己才能愛別人，並接受別人的愛。

而自尊是自愛的基本條件。同樣，尊敬別人才能得到別人的尊敬。如果你能尊敬並看重自己的身體，就能獲得更久、更豐富的生命。同時，也會成為別人的好榜樣。

健康之身體可使生命更加豐盛，有了健康，你可以享受參與社會之喜悅，體會成功之滿足感或失敗之挫折感。最重要的是，你經歷了人生最美好的情感……愛。

雖然都是由五十億個細胞所組成，但每個人身體都是不一樣的。我們必須不斷地努力才能達到最合適的健康狀態，也唯有如此，才能活得更好、更久。

追求長壽

專注一個明確、單純之目標，可使短期目標容易達成而長期目標則是更簡單：儘可能健康地活得更久。任何與此相違背者都須去除。

每當我說到最適宜的健康時，總有人說：「喔！但那不是一個枯老無趣的老年生活嗎？」其實剛好相反，因為你還健康，所以你仍能做事，看得清楚、感受更多的事情。你會睡得更甜，早上也更容易清醒，嗅覺更靈敏。

一個一九九○年代才出生的小孩，可以毫無困難地活著慶祝二一○○年的除夕，而這完全是我們根據目前已知如何防止那些會縮減生命之疾病，尚未把未來一一○年可能有新的發現列入考慮。

在一九九○年代，我們已知道如何才可增加生命期望值，我們必須防止癌症、心臟病、避免高血壓、關節炎、腎病、骨質疏鬆及糖尿病。不要以為移植手術可以延長你的壽命，因為那實在太貴了。唯一只有靠防患。如果你能避免上述疾病或儘量延後，你至少還可再多活

30%之久。所以，從現在開始，你必須為你的長壽而努力。

下面詳列在一九九○年不同年紀的生命期望值。中間一行「你還會活多久」表示你還有多久之壽命，而下一行「你還能活多久」表示如果你能避免心臟病及癌症後，能再延長百分之三十之壽命。

現在年齡	你還會活多久	你還能活多久
出生	八二	一○七
二○	六○	七八
四○	三九	五一
六○	二三	三○
八○	九	一二

你如何才能做到此點呢?首先，讓我們看看有那些危險因素，接著依生理狀況，比較你的實際年齡與生理年齡。

危險因素：生理年齡

心臟病、或通稱之循環系統疾病（簡稱 CVD）是因心臟或血管堵塞，其實，心臟病及癌症都是機率性問題，如果你不幸座落於機率的一邊，得此病的可能性即大幅增加。相反的，如果落於另一邊，則可能性就很低。因為造成此二病的危險因素都十分相似，減低一個病的獲病機率，也就會減少了另一個病的機率。

「危險因素」（Risk factors）只是一種會增加某種疾病的表達方式。我們將只針對會影響飲食與生活型式之危險因素予以考慮，因為我們有方法解決。如有可能，我們也會將遺傳列入探討行列，因為我們也有方法可以減低因遺傳而造成的危險。

循環系統與癌症共通之危險因素：

- 遺傳—你的父母是誰？
- 過胖—你的體重是否過重？
- 飲食中，穀類、蔬菜、水果份量不足。

- 缺乏纖維質之慢性便秘。
- 不適當的營養攝取（維他命及礦物質不足）。
- 酒精過多（超過百分之三之卡路里）。
- 抽煙或沉耽於其他藥物。
- 吸收過多的刺激性調味料。
- 壓抑或不良之外觀（不夠樂觀）。
- 不良之運動習慣（一週少於三次）。
- 缺乏有氧運動。

循環系統疾病之個別因素：

- 高血壓。
- 高膽固醇。
- 過多血脂。
- 糖尿病。

・情緒壓抑。

癌症的個別因素：

・在污染的環境中工作或生活。
・吸收過多高危險性之食物，比如含高單位之脂肪及經過處理的肉類。
・不適當的保護性營養素及慈善食品。
・一年中感冒超過一次。

長壽測試

下面的測試是經由檢驗你的循環系統，以比較你的生理年齡及實際年齡。它的根本理論是「我們的年齡是由血管所決定的」。如果很不幸，你的生理年齡比實際年齡大，不要灰心，我們有法子使它顛倒過來。

做此一測試時，你必須先知道你的體重、血壓及膽固醇。體重及血壓可以很輕易地由藥房的電子儀器檢測出來，然而膽固醇這一項，因為要取血液做樣本，必須要由合格的醫生執行才可以。如果你想增進你的健康並維持活力，就請你檢查自己的體重、血壓及膽固醇吧！

下面的測試，是以你現有的年齡為起點，根據題目的指示而增減年歲。

反老化因素：

1. 如果你的血壓低於一二〇／八〇，減掉二歲。…… −2
2. 如果你小於四十歲，且膽固醇小於四・七（每一升血液中的千分之一），減掉一歲。如果是在四十至五十歲之間，且低於五・二，減掉一歲，如果是大於五十歲，但小於五・五，也可減掉一歲。…… −1
3. 如果你體能良好，每週固定運動，減一歲。…… −1
4. 如果沒有慢性病，如高血壓、關節炎等，減二歲。…… −2
5. 如果沒有呼吸的毛病，例如，哮喘、氣腫等，減一歲。…… −1

6.坐著時，心跳速度小於每分鐘六十次，減一歲。……－1

7.如果夜視能力佳（無論是否有戴眼鏡皆可），減一歲。……－1

老化因素：

1.血壓高過一三五／九五（未經藥物調整），加三歲。……＋3

2.超過理想體重百分之十，加三歲。……＋3

3.膽固醇超過六・七，加二歲。……＋2

4.吸煙，加三歲。……＋3

5.每天至少喝酒二次，加一歲。……＋1

6.激烈運動後十分鐘，不能回復正常心跳，加一歲。……＋1

7.貧血，加一歲。……＋1

8.十分容易得病，加一歲。……＋1

9.消化有問題或經常使用腹瀉藥，加二歲。……＋2

10.經常覺得疲勞，加一歲。……＋1

11.坐著時，脈搏大於每分鐘八十下，加一歲。……+1

12.記憶不好，加一歲。……+1

13.有性困擾，加一歲。……+1

如何評估你的得分

最好的狀況是你的生理年齡比你實際年齡還小，比如說，我的生理年齡比實際年齡小九歲，那等於說，我可多活九年。

查閱一些用統計數字而製成之天文曆書，對於生命期望值也都會提供相同訊息。它們是用圖表的方式，顯現你的年齡及預訂再活的年數。以我為例，我的生理年齡比實際年齡小九歲，所以五十五減去九，得四十六，四十六歲的人還有二十九・三年可活，而五十五歲的人只有二十一・五年可活，所以把二十九・三加上五十五得八十四・三，比原先二十一・五加上五十五得七十六・五還多百分之三十六。而這全是我經常運動、注意飲食，並保持良好生活作息而得。它是否值得呢？如果你想活得更健康，更長久，它的答案是不言而喻的。

回顧

現在你已經測試過，我們將向你解釋，並告訴你應如何計劃以恢復正常水準。

反老化因素　是用來在衡量老化過程中，防止進一步惡化的重要指標。這些因素將檢驗你的循環系統、血管堵塞的程度以及呼吸系統。

老化因素　是用來衡量身體退化的速率，它是比一般人更快或更慢呢？

・前三個問題與心臟病、血壓、膽固醇及體重有關。如能解決此三個問題，即能延長你的壽命。

・問題四與五應該不是一般人的問題，如果是，那問題六的答案也不會很好，因為一個濫用藥物的人不可能有一個良好的運動習慣。所以請馬上停止這壞毛病。

・問題七與八是用來檢測你的身體有多大彈性。如果你是貧血，那麼不是飲食有問題就是另有其他重大原因，趕快找醫生診斷。

・問題九是用來檢查你的腸胃是否有問題，包括癌症及瘜室炎，如果你經常服食腸胃藥，膽固醇會下降。而最重要的是，它表示你並沒有很好的飲食習慣。

‧問題十與十一是針對全體是否健康而問。慢性疲勞常由過重、不良飲食及不宜的運動造成。經常是因壓抑，也可能是使用過多刺激物而引起。如果休息時脈搏超過八十，即表示有問題，如果很健康，但脈搏超過八十，則要趕快找醫生看看。

‧問題十二與十三是用來看你是否仍十分地積極、主動。俗話說「如果你不用它，你就會失去它」。這句話對人體的器官，特別是腦而言，是十分恰當的。

這些測試是用來告訴你，是否以一般正常的老化速度衰退。我希望你的結果是比較慢。因為那樣才會有更長的壽命等著你去享受。

但假如得出的是生理年齡比實際年齡大，那怎麼辦?分析是那些因素。並試著去瞭解為何你比一般人更快老化。也許你不相信。但透過減肥及適當的飲食控制，你可以在六個月內，輕而易舉地降低生理年齡，而重新過一個更積極、更健康的生活了。

現在你已準備好重新過一個全新、更積極而健康的生活了。

第二章
吃得聰明，活的更久

在前章長壽測試所得之分數，可以經由正確之飲食及規律之運動而大幅改善。飲食與運動是互補加強的，它比單純的一個一個進行，效果還大。

艮好的飲食可立即帶來艮好之效果，但它很難立即顯現。你可能在數天後，從鏡中看到姣好的膚色，數週後見到更強壯的指甲，或一個月後見到有更好之髮質，你也可能睡得更熟，早上更容易醒，更多活力及更大的胃口。每天夜晚結束時，卻感覺仍如同早上日出時那麼有活力。在六個月內，你就會把以往數年所忽視之殘弱身體立即反轉，再年輕十歲！

因為進步是如此緩慢，人們很容易忘記六個月前的模樣，所以你必須把你的進步情形記錄下來，經常量體重，不時地測血壓，回想以前你是多麼難入睡，或是叫醒你多痲煩，看看你的膚色、髮質及指甲，再做一次長壽測試，你就可以發覺其間的差距是多麼地大！現在我們就開始吧！

為生命而吃

我們將以一般準則為起頭。告誡大家如何選擇正確的主食、甜點及宴會之餐飲。你必須在幾天前就預先籌劃食品的種類，因為某些是在一週後才生效，有些則是當天即產生效果。我們不希望即使是一卡路里也被無謂地消耗掉。很多人即是因誤食不佳之食品而深感罪惡，如果你能事先計算好卡路里，就不會發生那種事了。

用一小活頁筆記本記下你何時何地為何吃了那些東西。將它們分類使閱讀容易。「為何」及「何地」將可幫助我們決定你的飲食習慣。試著問問自己「你為何吃這些呢？」有時只是受環境或四周的人影響而不得不吃。一旦你瞭解了這些狀況，你就能設定更實際的飲食目標了。

每天檢查你的飲食得分表，寫下一些你的感覺並檢討那些是你還能改進的。

要想活得更久，必須每天符合下列規定：

1.均衡卡路里吸收：每天體內吸收與消耗之卡路里要相等，不要因此而增加或減少體重。

2.多吃低脂肪、高纖維質之食物，如果你懷疑，素食者就是最好的證明。

3.平衡油脂。每週吃魚三次。不知該用何種油時，橄欖油是最佳的選擇。

4.每天吃自然球莖食品，大蒜、蔥及其他球狀物為調味料。

5.多吃除綠色外其他顏色的食品，每天吃深紅色的蔬菜或水果，因為它們的色素可防癌。

這些規則，加上下面的長壽食譜所列，即可協助你選擇每天、每週之食品，如果你能很忠實地遵守這些規則，將可能很輕易地達到三個目標：

1.卡路里的來源，百分之二十五或更少由脂肪產生，百分之十至十五由蛋白質，五十至六十五從碳水化合物。這樣才剛好足夠每天所需熱量。

2.每天吸收一盎斯（三十公克）之纖維質。這將使你不易罹患腸疾，同時也延緩老化，及減低獲得癌症之機率。

3.正確的油脂平衡：飽和性油脂與非飽和性油脂得到 Omega-3s 的標準。

長壽食物

它之所以被稱為長壽食物，就是因為它能使我們活得更久、更好，同時又有增加或減輕體重效果。

這是一個經過修飾的均衡食譜。在很多方面，雖然以均衡營養為主，但主要是以防止疾病，避免進一步老化為著眼點。如果你能遵守此一食譜，並加上後面幾章所提的營養補充劑，健康就隨之而來。

水果及蔬菜：每天五次

水果：二分之一杯的草莓，四分之一片的瓜果或整個果類如蘋果、橘子、香蕉。

蔬菜：一杯生的（三又二分之一盎斯或一百克）或二分之一杯煮熟的（或不大不小的蘿蔔）。兩粒普通大番茄（或二分之一杯煮熟的米）。

每一天至少要做到下列事項：

- 每天吃深紅或深綠之蔬菜。
- 每天生食水果及蔬菜。
- 每天一種豆類，每週三種。
- 每天沙拉裡要有紅色及綠色。

穀類：每天四次

每一次：三分之一杯穀類，一大片全穀麵包，一全穀小圓麵包。二分之一杯煮熟的玉米、小麥、燕麥等。

每天做到：

•在你的牛奶吸取量容許範圍內，以低脂牛奶配高纖維自然食品（每週三種）。

天然球莖（調味料）：每天不限制次數

每一次：是食物良好的天然調味料。

最少每天一次，但也不可能吃太多的洋葱、大蒜、冬葱等等。

牛奶及其製品：每天三次

每一次：八盎斯（二三五毫升）低脂牛奶，六盎斯（一八〇毫升）低脂優格，或一又二分之一盎斯（四十克）的低脂乳酪。

蛋白食品：每天二次

每一次：二又二分之一盎斯（七十克）的魚，家禽或野禽之瘦肉，二個蛋，二又四分之一盎斯（六十克）的乳酪，三又二分之一盎斯（一百克）的大豆。

每週計劃（十四餐）

每一餐應包括：

- 三或更多之魚，且其中二道是冷水魚。
- 二或多餐之低脂，從家禽或野禽的瘦肉。
- 最多二餐是無脂肪的紅肉（牛或豬肉）。
- 二餐素食，如麵類、豆、堅果、煎蛋捲或乳酪。完全沒有魚或家禽或其他來源之肉。

為什麼是這些食品？

依照此食譜，你將活得更健康。我們不強制規定那一天那一餐一定要吃什麼，就是希望如果某一天未達到時，你可以在下一天補回。但要記得，不足或過多都不是很好。現在我們就來看看這些食品有什麼營養。

水果及蔬菜　提供重要的可溶解纖維、維他命、礦物質及其他人工食品無法提供之保護物質。

穀類　能提供一些基本的硬質纖維，使食品中之纖維素更多。

上述二種食品加起來一起提供了均衡的纖維質，同時也增加食物中複合碳水化合物及均衡糖類。從而產生能量及精力，一個高纖維之穀類，在每餐中可以提供4克之纖維素。

自然球莖（調味料）　可以產生防止癌症、高血壓、心臟病或其他不適之營養素。

奶製品　提供了鈣、鎂及蛋白質，一般人常疏忽了此類食品，如果你每餐未吸收足夠的奶食品，就得補充鈣或鎂之營養品，同時也必須增加含有蛋白食品之量或次數，如果你的食品中含奶製品低於建議需求量之50％時，則須加入另一高蛋白食品。

蛋白食品　提供了基本身體組織所需之原料。

此一食譜經過我精心調製，以符合上一頁我所設定之三項標準。同時也確保你可以得到足夠之油脂，而這些油脂是身體免疫系統中不可或缺的，它可以控制發炎的惡化，且最近的研究也顯示，它們在防治癌症上也頗有功效。

為更健康而準備的一天餐食

以下將以工作努力，但沒時間準備餐食之一般上班族為對象，舉一實例，說明為明日的更健康，今天應該如何準備、規劃其飲食。

大多數的女士都認為根據此份菜單，會逐漸減少體重，且男士會減少更多，但事實上，兩者都不會減少體重，因為我們並未把額外之沙拉、甜點，加糖於早餐或飲料中計入其內，同時，我們也會調整菜單中之卡路里，使男士吃得多而女士較少。

這份菜單說明了下列數點：

• 早餐符合三項標準：每一餐都有穀類、乳製品及水果。全肉麵包提供了一天的部分硬質纖維。

• 早上甜點達成了第二項需求：更多的穀類。如要塗調味料，使用柑桔醬而非奶油。或者，水果也不錯。

• 午餐更是重點：一般的商業午餐即可符合我們之需求。另外，我們也可選擇沒有蛋黃的鮪魚三明治，從這一餐開始，即加入了蔬菜及水果。

・下午點心之優格提供了蛋白質。另一選擇機會是水果、乳酪或全穀麵包。

・晚餐是素食。番茄醬是其中有顏色之蔬菜。另外也包含了大蒜、冬蔥、香菜及其他。碎狀之紅蘿蔔是美味秘方且具保護物質。香菰有豐富之蛋白質、維他命及礦物質。沙拉及紅辣椒提供了其他營養素。水果甜點有纖維質，而乳酪則是蛋白質及鈣之來源。

・晚上點心則強調健康及提神，因此，一杯酒是最好的方法。

這杯酒即是我一直強調的「不要浪費卡路里」。我刻意地不把脂肪性之甜點或油炸食品加入菜單中，所以我們才可以在安靜的夜晚中，好好地享受一杯酒。而這樣子下來，全部一天的卡路里也不超過一五〇〇，同時有一三五卡路里的餘額，可以讓我在沙拉沾上一點調味料，在吐司塗上一些奶油，或在咖啡中加進一些糖。

菜單樣本

早餐	約略卡路里
・麥片粥加糠配低或無脂牛奶，一湯匙糖	一二五
・一個橘子或半個葡萄柚	六五

- 一片全穀吐司　六〇
- 咖啡或奶茶

早上點心

- 全麥小圓麵包（可以香蕉或其他新鮮水果代替）　六〇
- 奶茶

午餐

- 一小份沙拉　五〇
- 燒烤魚片配冬蔥及銀杏仁　一〇〇
- 賴馬豆或奶油大豆及米　一五〇
- 一個梨子或其他水果當甜點　六〇
- 咖啡或奶茶

午後點心

- 優格（純味或水果味）　一〇〇
- 奶茶

晚餐

・麵條、番茄醬配洋菰、大蒜、切碎之洋蔥及胡蘿蔔	二一五
・一小份沙拉配青辣椒	六〇
・甘藍	二五
・水果及一些奶酪當做甜點	一三五
餐後點心	
・蘋果、一小片奶酪	一八五
・白酒（一杯）	七五
總共	一四六五

現在，我們再來簡單談論一下營養素：

蛋白質

當你照鏡子時，從鏡中所見到的，絕大多數是由蛋白質所組成。人是由百分之六十五的水，百分之二十二的脂肪，及至百分之十五的蛋白質所結合。脂肪是艱困時期的天然能源保留器，但人們可用較少的人體脂肪而製造更多之熱量。但如果蛋白質降低百分之十，我們就很容易得病，如果再降低一些，則會危害我們的生命。

蛋白質是我們人體的根本，我們用它轉換成外貌及結構。瞳孔、筋、指甲、頭髮、皮膚都是由相同的蛋白質轉化而成。沒有充足的蛋白質，小孩在身體或精神上都無法完全發展，而大人則無法生存。蛋白質是如此的重要，所以我們的身體必須不斷地更新。比如說大腸是每三週更換一次，心臟基素則需數月。但有些腦細胞則永遠不被更換，因此要好好善待它們。當你閱讀這段文章時，你已製造了十五萬個新紅血球，而蛋白質是它主要成分。

除了維持正常的基素更新外，受傷時更需要蛋白質，它可迅速塡補受傷之區域。

蛋白質是由一名叫胺基酸之二十二小塊重建區域所組成。除了其中的八種外，我們人體都可以自己產生。然而這八種是我們最需要的，且只能從食品中獲得。其他的則是非基本的。所以含有基本所需之胺基酸的蛋白質比沒有的更好。

最高品質的蛋白質來自動物。所以，蛋白質、奶品、肉及家禽是最佳來源。而大多數之蔬菜則因欠缺其中之一或二阿米亞酸，所以較差。但是，我們可以經由吃食其他食品而補充，比如一杯含有大豆之牛奶。

蛋白質及脂肪　因為菜單中，肉及奶品都擺在一起，所以蛋白質及脂肪都是一塊被吸收。一般食物中的脂肪全都是飽和性，但要吃的健康，就必須少吃飽和性脂肪。而這份菜單正可滿足此點。蔬菜通常都未含脂肪，來自家禽或魚的白肉或羊、馬之紅肉則含量較低，且為單一非飽和性。單一非飽和性較飽和性油脂較適合人體。所以，蔬菜、家禽、魚是蛋白質的最佳來源，且為本菜單的主要成分。

紅肉（豬、牛、羊肉）含有過量之脂肪，而人工再製食品則更高。它們會存在是因古時候肉類稀少，沒有冰箱冷凍而想出保存蛋白質及能量的一種方法。在現代這種方式已不合實際了，我們只能偶一試之，太多則有害健康。

含有蛋白質之蔬菜，例如，大豆、蕈、米，都含有碳水化合物。堅果及鱷梨雖然提供了良好的蛋白，但也相對擁有較高的卡路里熱量。所以除了堅果及鱷梨外，蔬菜並不用脂肪作為儲存能量之場所。

補救的方法就是在食物中加入一點點的肉，以加強蔬菜蛋白的品質。好的烹調能使這一小片肉發揮效果，而改善這一盤菜。這全是為了我們的健康而非錢包。

能量

我們吃進食物，才能帶給我們能量。雖然每一公克之蛋白能產生四卡路里，但它大多用於製造基素，所以，每一公克能產生九卡路里的脂肪或四卡路里之碳水化合物就成為能量的主要來源。就如同汽車使用汽油一樣，人體將上述二物轉換成碳水化合物及水，多餘的能量就以脂肪形態儲存，因為脂肪是儲存方式中最容易的，且其容量最大。

碳水化合物最易被消耗，因為它已是半燃燒式，且蘊含一些氧氣於其中。但是在儲存方面，它並不經濟。如果你比較糖、澱粉與奶油、油脂就可明瞭我所說的差異了。在人體正常溫度下，它們需要三倍於重量的水來溶解，以便消耗或儲存。相反的，奶油在人體溫度下較軟且易被彎曲，而油是液態，兩者都可以很容易移動，在儲存脂肪方面，人體並無多大問題。

但是人體喜歡以碳水化合物為能源之來源。因為它本身已含有氧氣，所以人體重量的百分之三至五是以被稱為肝糖之澱粉型式儲存能量。很多減肥者在第一週能減少大量體重的一個原因是，肝糖以能量方式儲存而未被消耗。在每克肝糖裡含有三克水成為尿液。到了第二週，身體就又開始重建其肝糖，因此減肥者常疑惑為何第二週不再減輕體重了。此時，如果卡路里仍受限制，身體即會使用脂肪儲存，如果減肥者仍繼續進行其計劃，那他可因脂肪減少而在第三週再減輕體重。所以如果理智地減肥，每週可以最多一至二磅減少體重。

我們不想再增加體重，那是因為那樣會過胖，而減肥，則耗費時日及精力，每多一磅（四五〇公克），則需從食物中消除三五〇〇卡路里以平衡。有關體重之問題，將在第三章中談論。

雖然碳水化合物是能源的主要供應站，但超過範圍時，仍須仰賴脂肪。例如，輕鬆地行走或跑步十五分鐘，此時體內消耗的是碳水化合物。那是在血液及身體內都存在的肝糖。然而一旦超過十五分鐘，大腦即發出指示，開始溶解脂肪，以便保持碳水化合物。

一個三十分鐘的走路運動，在第二個十五分鐘，所消耗的能量是百分之五十來自碳水化合物，另外百分之五十來自脂肪儲存，而繼續延伸時間的運動，其能源消耗也是一樣。所以，一個有效的運動應至少在十五分鐘以上。

碳水化合物

碳水化合物以三種型式出現、簡易、複雜及肝糖。方糖、蜂蜜、水果及蔬菜中之糖都是簡易性。馬鈴薯中的則是複雜的澱粉。而能被人體儲存的是被稱為動物澱粉的肝糖，它是由葡萄糖轉變而成。這三種型式就好比一個是單一的珍珠，另一是一串，最後是一網之珍珠。以經濟效用來說，一串當然比單一的好，而一網是最好的。碳水化合物也是相同情形。

我們的人體會將所有的碳水化合物轉換成簡易之血糖，而保持血糖最好的碳水化合物是複雜性，例如，天然澱粉、水果、蔬菜、穀類等。雖然最後都會變成血糖，但進食時能以肝糖或澱粉方式，將使人體負荷減輕，而食品中的纖維素會很自然地引導糖分進入血中。

要保持血糖於一定的水準，有一簡單原則：選擇天然碳水化合物之食品，比如燕麥、麵粉、全穀麵包，它們的含量恰恰合乎我們一天所需。也許你會大叫：那我不就不能吃蛋糕了？

不，只要我們事先吃些含有天然高纖的食品，我們就可以吃蛋糕或餅乾了。食品中當然一定有蔬菜（可能是番茄）及蛋白質。蛋糕的味道如何倒不重要，重要的是它的糖含量。要吸收這些糖，人體必須產生胰島素及荷爾蒙，如果份量充足，那一切都沒有問題了。但，如果食品中沒有纖維素，澱粉或蛋白質，會產生一不正確訊息給胰島，導致產生過多的胰島素而使血糖急速降低。

當血糖降至太低時，即會頭疼。因為那是唯一儲存能量的地方。如再繼續下降，或下降速度太過快，大腦會通知你趕快進食，以恢復血糖水準。如果經常發生此事，則卡路里會以脂肪形式積蓄於體內以備使用，但結果也增加了體重。

纖維素是天然糖的調節者，以下我們將再進一步解釋。

纖維素

長壽食譜中之穀、蔬菜、水果，均含有大量的食用纖維素。它們可以分成二種：硬式或軟式（可溶或非可溶）。它們的比例大約是二比一。前者多來自穀類，而後者得自水果及蔬菜。

硬式不溶性纖維素使我們看起來正常。雖然穀類是其主要來源，但從水果及蔬菜中一樣可以得到。每天一碗穀類，吃全穀麵包及數餐穀物是基本要求。每隔二十四至三十六小時能固定排泄淡黃色固狀糞便表示你的纖維含量正常。如未達上述要求，則要多吸收穀類及水果。

軟性可溶纖維素是黏稠性，可溶解在水中，在蔬菜、水果及大豆中可發現。同時也存在於燕麥及玉米中。它可將體內不要之殘渣吸收而排出。另外，它可防止腹瀉及糞便成液狀。一個含有均衡纖維素的身體，可降低獲得憩室炎、潰瘍、膽石、盲腸炎、腹部絞痛、大腸炎、潰瘍大腸炎、痔瘡等病的機率。

同時它也可防止得癌症、心臟病、靜脈腫及其他老化病、高血壓、糖尿病、關節炎。當然，表面皮膚也會看起來更健康、更明亮。而這全是我長壽食譜中存在於水果、蔬菜及穀類的兩種纖維素的功勞。

雖然菜單中已有足夠之纖維素，但有時仍須要額外之補充，以符合每天至少一至一・五盎斯的需求量（三十至四十克）。

水

纖維素需要水，人也需要水。我們可以數月沒有維他命及礦物質。但沒水只能活數週。人體中有百分之六十五是水，糞便中也有百分之六十五是水。腎臟也需要靠水來消除廢物，同時，它也是維持體溫的基本原素。

除了食物及飲料中的水以外，每天至少要喝四大杯八盎斯的水（二五〇毫升）。激烈運動或勞力性工作之後，更需要補充。很多人在口渴時，都以含有高卡路里之碳酸飲料或酒精來解渴，這是不對的，結果只是更渴而已。

當水分不足時，即會產生虛脫現象。它會引起幻想、昏睡及頭痛。水喝再多都會被排出，且可順便將一些廢物或毒素帶出，所以多多益善。

維他命及礦物質

長壽食譜中已含有所必須之維他命及礦物質，且其中的基本鈉與鉀均衡分配，符合每天所需。食物的多樣性可涵蓋人體所需的全部營養素。如仍擔心數量不足，可吃藥丸來補充。但單一維他命丸不能提供足夠的鈣，也沒有充足的纖維素，所以還是以長壽食譜中的食品較好。

英國政府曾定義為維持健康的身體，必須要有多少的維他命及礦物質，此一基準量稱為ＲＤＡ（建議每天用量）。最好的藥丸補充劑是含有必須之維他命，加上百分之十五ＲＤＡ之其他礦物質。這是因為鈣與鎂太重要了，因此每一補充藥丸都要包含它們。

基本補充劑

沒有一個指導原則作參考是很難選擇補充劑的。畢竟老王賣瓜說瓜甜。所以我列出下表

維他命	含　量	%uk RDA
A	500mg	67
D	5mcg	50
E	5mg	未建立
C	30mg	50
B_1	0.8mg	89
B_2	0.8mg	62
尼古丁酸	10mg	67
B_6	1.0mg	未建立
葉綠酸	150mcg	50
B_{12}	1.0mcg	未建立
鈣	300mg	60
鎂	75mg	未建立
鐵	6mg	50
鋅	8mg	未建立
碘	75mcg	未建立

作為選擇之依據。

中間一行表示補充劑應提供之份量。最後一行則表示它佔成年人之RDA比率。

但在藥行及健康食品店中，你可能找不到一個完全符合上述標準之補充劑，然而切莫失望，找一個相似的即可替代。除了鈣與鎂外，你應可找到所有的維他命及礦物質，而鈣與鎂則須單獨服食。

但是，替代之補充劑，其營養成份的比例應如上表所示，如此才能均衡吸收。

鈣與鎂補充劑的選擇取決於你每日吃多少份量奶製品及基本補充劑的含量是多少。如果是依長壽食譜的規劃而進食，那就達到每天的需求量，可以不必再補充。然而，如果你沒吃牛奶、優格、乳酪，那你每天就必須補充六百毫克的鈣及二百毫克的鎂。它們的重要性是不能忽視的。

更多會更好嗎？ 如果遵照上述指示，將會帶給你很多好處，好比保養一輛汽車一般，經常檢查、維護，自然操作順利，效率良好，忽視它則造成危險。所以根據飲食計劃及上述補充劑需求而服用，身體將十分健康。即使是對某一特定營養素有特別偏好，那也可以，畢竟每一個人的狀況不同。但切記，維他命A與D 過多，會有中毒現象。

結論

為健康而食，其實是一個十分有趣，深富變化性，而又可改變外貌，延長壽命的一項工作。將下列事項記於卡片上，放入你的皮包或公事包中，以便隨時查閱。

- 吃天然食品而非人工製品。蘋果勝於糖果。
- 速食、油炸食品都應避免。
- 每天至少五種水果及蔬菜，越多越好。
- 每天有深紅或大綠之蔬菜、水果。
- 每週至少吃三次魚。
- 每天要有穀類食品。

天然食品中含有均衡的脂肪、蛋白質、碳水化合物及鉀、鈉礦物質，如果食品種類繁多，就可獲得所有之維他命、礦物質及纖維素。如果還擔心營養不夠，可以用補充劑補充。重要的是，你必須知道是什麼食品造成身體營養不均衡，下一次即可調整。

不該吃的食品

加工過之肉，包括臘腸及香腸，均不可進食，因為百分之七十的卡路里來自飽和性油脂。蛋糕、餅乾、冰淇淋及冰製品，其實都是由糖製成，所以會造成我們身體中之血糖上上下下，引起不適。

罐裝蔬菜含有過多的鹽，寧可選擇新鮮或冷凍之蔬菜較好。因為前者會使鈉與鉀不平衡而造成身體負荷加重。罐裝的水果倒可接受。但須將糖漿倒掉，或是浸漬於天然果汁中的水果才行。

如果脂肪在室溫中仍是呈固態，則應避免。所以奶油、豬油、馬格林都不適合食用。煮東西與攪拌沙拉所使用的油脂也有所不同。烹炸食物時應使用如橄欖油類之單一非飽和性油。沙拉則可使用橄欖、胡桃、玉米或菜油。烤製時，用亞麻油或玉米油，千萬不可用酥脆的硬質脂肪代替。

為了使你的一生飲食都能健康、正常，下面我整理出那些是該吃，那些不該吃。你可抄寫於卡片上，隨身攜帶。

●可以吃

新鮮蔬菜
新鮮水果
冷水、藍皮的魚
帶有番茄醬的麵粉
魚醬麵粉
家禽白肉
天然穀物
大蒜、葱、冬葱
番茄、米、南瓜
野禽如兔或鹿肉
貝類及甲殼動物
低脂肪奶製品
全穀類麵包

●不可以吃

再製肉品
罐裝蔬菜
人工再製穀類食品
糖果及蜜餞
刺激性調味料
硬質脂肪
高脂肪奶製甜點
高脂肪奶製品

●偶而可以吃吃

紅肉
蛋糕、餅乾
冰淇淋
炸食品
酒

第三章

過重或過胖

現在，你已經可以準備評估你的身體肥胖了。注意，我所講的並不是指體重，因為你的體重可能合乎標準但仍然過胖。在這一章中，我們將向你介紹六種體型，並幫你評估究竟那一體型最與你相近。最後，再告訴你是合於標準或過重、過胖。

體重——最大的挫折來源

人的兩個最大挫折是，第一，看看伸展台上的模特兒，再低頭看看自己。第二是，依據自己的體重，對照標準身高、體重。但事實上，兩者皆不實際。從這一世紀開始，服裝模特兒才變得越高越瘦。因為照片會使人看起來更笨重些，所以設計師喜歡用高瘦的模特兒來顯現他的衣服。因此，他們帶給人們的印象也是越來越遠離實際生活了。

從保險公司統計資料得來之標準身高與體重，其實也是與上述差不多。理想的體重與身高有相關性，並因此而推導出其壽命長短。它們灌輸過重是不好的觀念，並且幫你檢驗你的骨架是大、中或小。嚴格說起來，這些觀念及作法是合理且實際的，然而，人不可能十全十美的，常常可能臀部太大，同時肩膀卻又太小等，非單一模型即能說明你是屬於那一類型。

因此，下面的測試就十分重要而有用了。

身體脂肪測試

體內脂肪成分是檢驗是否過重的一個良好指標。大多數的專家都同意它應該是我們儘力維持並設法使之更往下降，對女士而言，上限是百分之二十二，男士為百分之十五。但最理想的是女士為百分之二十，男士百分之十三，雖然運動員可能更低於百分之十以下，但那對一般人並不是很好，因此我們不鼓勵。

現在，決定體內脂肪已是一件例行公事了。因為脂肪會浮在水面上，因此將你的體重扣除在水中秤的體重所得之數字，除以體重再乘上一〇〇即是脂肪百分比。切記，務必使用防水性體重計，且穿同樣衣服。如果水池不夠深，可以蹲下來。

浮力測試

另一個檢驗方式是經由在水中的沈浮狀況而測知你的體內脂肪，仰臥浮於水面，並儘力吐氣，看看會發生什麼事：

百分之二十五：仍能浮於水面。
百分之二十二：輕微呼吸，仍能浮於水面。
百分之二十：擺動手或腳才能浮於水面。
百分之十五：即使肺充滿氣，仍漸漸下沈。
百分之十三：肺充滿氣，仍穩定下沈。

男士的標準應該是穩定地下沈，而女士則是吐氣時會緩慢下沈。

運用身體量規器，測量身體各部位，再對照標準表，也可推算出體內脂肪。因為它可以隨時一個人依據指示即自行檢驗，所以購買量規器是一項很划得來的投資。

如果你只是過胖而非過重，你只需要將此一多餘之脂肪經由運動而轉化成肌肉即可。但如果同時過胖又過重，就必須注意飲食去除多餘贅肉，並多運動以養成肌肉及骨骼。

體型

進行此一測試，你必須是在一具有隱密性的房間，裡面有身高長的鏡子，節拍器及下列體型之圖表（穿上泳衣、內衣或緊身衣，甚至裸體都可以）。看看鏡子，再看看六種體型，那一個較適合你?如果是過胖也許很難決定，但請你再仔細觀察，再從下一頁的體型圖中挑選。

從臀部及腰來決定　從臀及腰圍，可以幫助你決定，究竟那一種體型較適合你。

體型	評語
曲線型	臀與胸相平衡、腰纖細
心臟型	胸比臀、大腿及腰大
螺旋型	胸、臀及腰一樣大，而大腿及肩小
梨子型	胸及肩較臀及大腿小
直線型	肩平直，胸、腰、大腿及臀一樣大
瘦削型	肩平直，胸大於腰、臀及大腿

找出你的身材類型
女 性

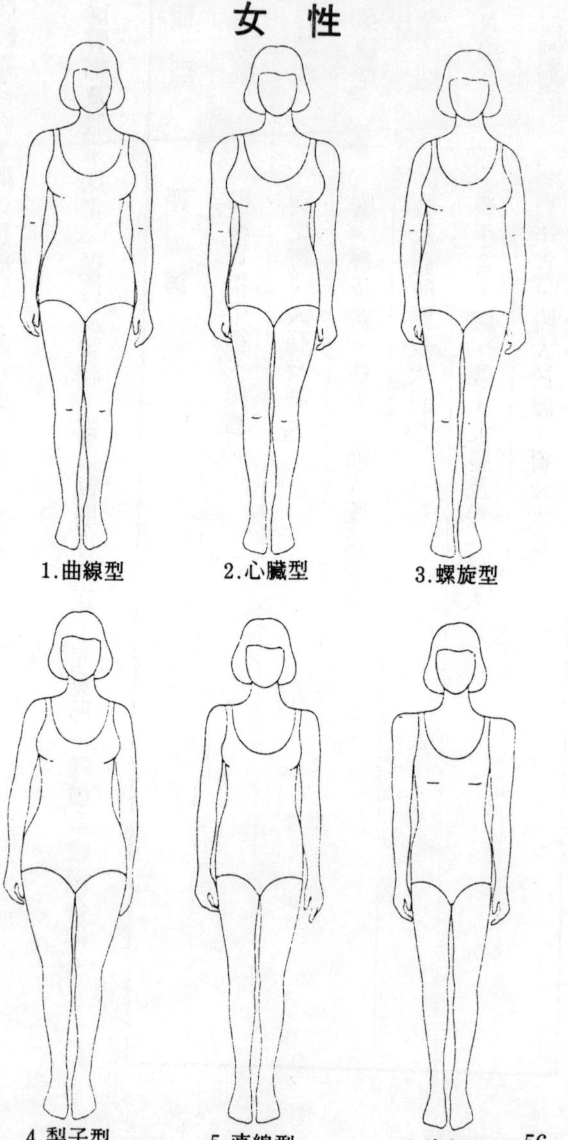

男 性

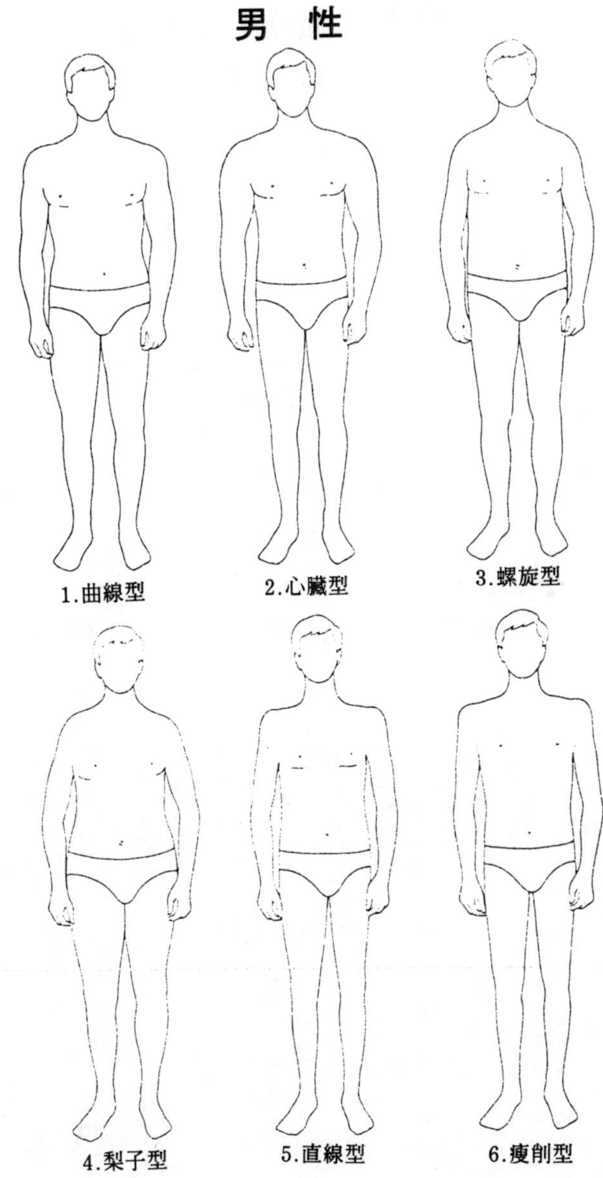

看看六種過胖的體型
女 性

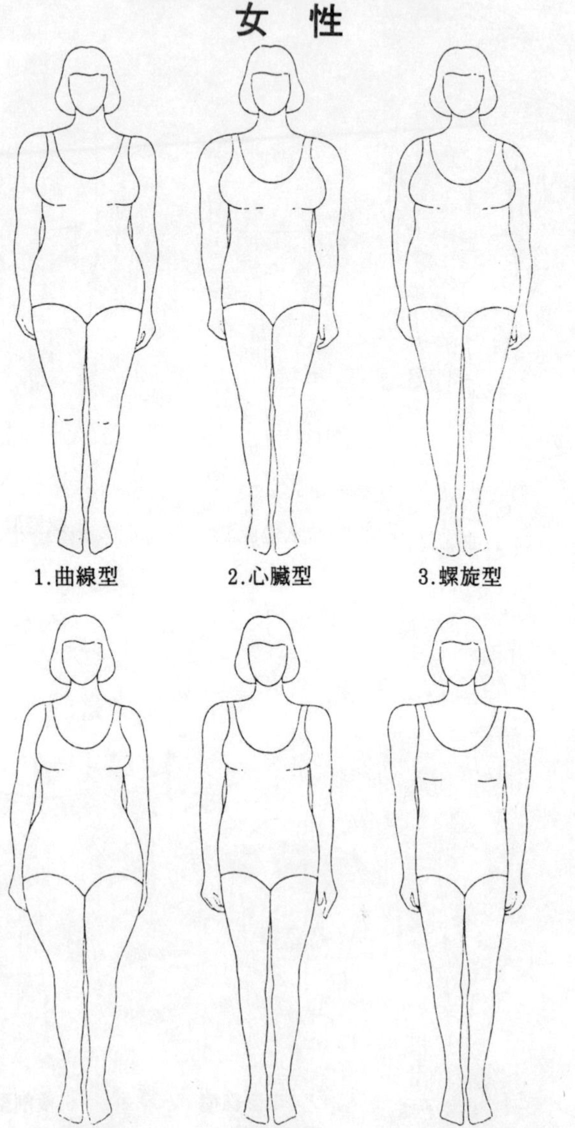

男　性

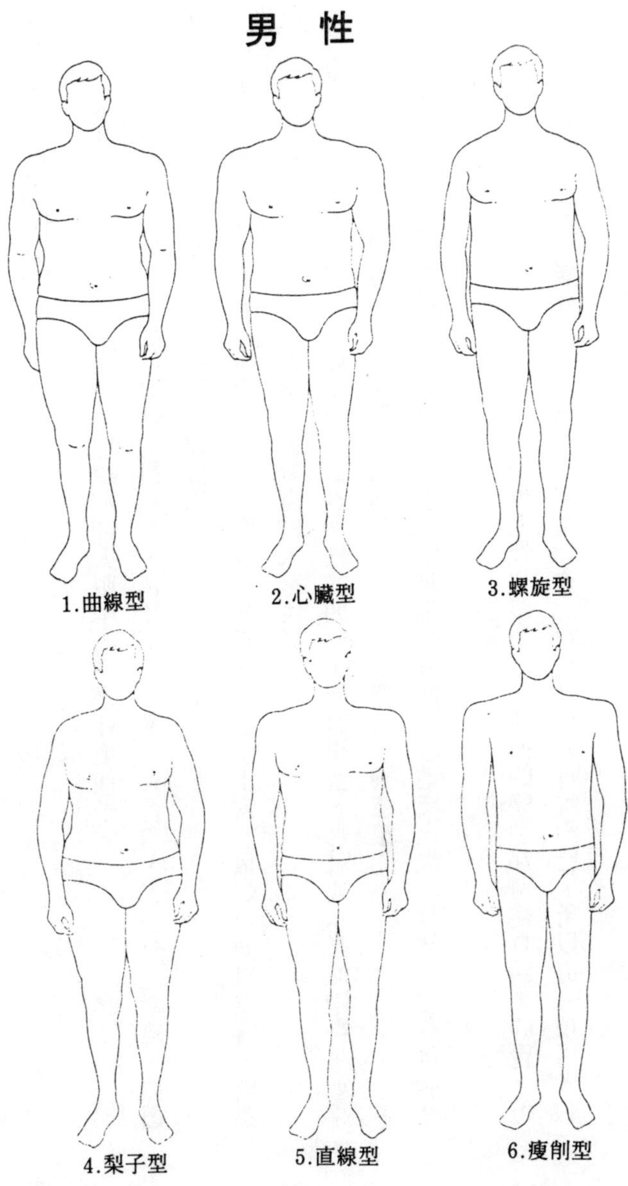

簡單的自我測試

以下的方法可以很迅速而方便地瞭解別人眼中的你是什麼樣子。

1.站於鏡前。用手找出你臀部的最高點，再往下滑，應該只有二•五公分之距離，如超過此一距離，即表示有多餘的脂肪要去除。

2.將雙腿併攏，看看膝蓋上下是否有空隙。如果有，表示正常、很好，如果沒有，則意謂要想辦法削瘦大腿。這一部分對曲線型的人最困難了。

3.現在注視你的頸子。如果有二個長而細的頸子，肩膀平直，那就表示是瘦削型，如果沒有頸子或很短，則可能是曲線型，且你的下半身會很寬大，圓滾滾的。

4.注視你的胃至胸部以下，胯部以上。它是扁平或圓球般地突出呢？當然，也有可能是恰位於兩者之間。

5.轉九十度，再看看胃。仍是扁平或像懷孕般突起？任何的體型都可能有扁平的胃。但有長細的頸子就不可能有圓滑的腹部。因為社會上較允許男人有啤酒肚，所以這一項男人的比例較女性為高。

6.同樣是側站，看看胸部。無論是男女，或胸部大小，應該都可以感覺到其堅挺。在手肘上方肋骨處是否有一層脂肪？胸部是否有過多的脂肪？（請勿誤認為下垂之胸部）這些在減肥的成果驗收上，將十分有幫助。

7.最後看看你的臀部，捏一捏是否堅硬？用力將其繃緊再捏，如果仍是軟綿綿的，表示你要減肥了。

最後的評估　再站在鏡前一次，重新用上述方法再檢查一次。依你自已的看法，在膝蓋上下處有縫隙，小腹扁平且沒有疏鬆的贅肉嗎？

檢討完上述特定問題後，就要做最後的評估，你覺得你胖嗎？如果是，多胖？是很胖，有一點胖還是還好？現在先不要考慮肌肉是否夠堅硬，只針對胖瘦即可。如果真是胖，你應該下定決心去除它。

削瘦無脂質量

就如我們所說的，過重是因為你過胖。相對的，就意謂削瘦無脂質量太低。所謂的削瘦無脂質量是指不含脂肪的肌肉、骨骼及基素之總質量。所以，當過胖時，不是增加肌肉就是減少一些脂肪，或者兩者同時進行。

如果你的身體組成因素是對的，那你的體重就應該符合身高標準。就一個正常的男人而言，脂肪佔百分之十五，女人則是以百分之二十二為上限，所以相對的，削瘦無脂質量應該個別為百分之八十五及百分之七十八。在此，我們以一身高一七〇公分，體重五十九公斤的女士在不同年紀中的情況為例。

表一：重量分佈

年齡	總重	%脂肪	%LBM	理想體重
二十	五十九公斤	二十二	七十八	五十九公斤
三十五	五十九公斤	二十六	七十四	五十六公斤
四十五	五十九公斤	二十八	七十二	五十四公斤

在二十歲時，她正是個大學生，十分忙碌且活躍於各種運動中。三十五歲時，已是兩個

孩子的家庭主婦。她的體重也許在二十歲時剛好。但在三十五或四十五歲，兩小孩已長大，且有更多休閒時間時，則顯然過多。雖然她早已有警覺，且刻意保持體重，但仍可感覺出在臀、大腿及手臂上已長出了贅肉。

這時的她，必定十分困惑。她已經沒有增加體重了，為何仍會顯得過胖？還有什麼她能做的嗎？

是的，她可以設法減少一些脂肪或增加一些肌肉。而最健康的方法是兩者都做。因為減少脂肪可因降低獲得癌症及心臟病之機率而延長壽命。增加肌肉可使她晚年不致骨頭鬆散。更重要的是，越多無脂質量，越可促進新陳代謝。

基本新陳代謝速率（BMR）

卡路里是用來測量能量的一個單位，就如同公分與英吋用於身高，公克與磅用於體重一般。所以我們查得出一小塊奶油的卡路里含量，也算得出當你跑步時所消耗之卡路里。

如果你吃的卡路里比消耗的還多，你當然會胖，反之則瘦。在現今世界，因為食物是如此豐盛，而我們的工作又不需要消耗太多能量，所以變胖是十分容易的。比如，一個五十六

•七公斤的女士，每天一八〇〇卡路里即夠所需。而其中的一二〇〇是用來維持每天的新陳代謝（每天執行身體各項功能所需的能量）。

想想看，即使她睡著了，她的心臟仍每天跳動，體溫維持在攝氏三十七度，腎臟仍在分泌尿液，腦子還在作夢……。除非她死了，這些活動將會每天都進行。所以，扣除了一二〇〇卡路里給新陳代謝，她還剩下六〇〇卡路里！也許你不相信，對於大多數人而言，一八〇〇卡路里已足夠一天所需，且仍會超重。

你可以經由下面的簡單計算，得出你每天的大約卡路里熱量需求。體重是以磅為基礎（十四磅為一呫）。如果是公斤，則乘以二•二〇五〇，即是磅數。

需要多少能量？

經由下列步驟，你可以計算出，除了BMR以外，每天所需的能量。在此，我們以一體重一三〇磅，三十歲之女秘書為例。

步驟一：新陳代謝所需之卡路里

根據表二查出你新陳代謝所需之卡路里。這位女秘書是一三二七。

表二：新陳代謝之卡路里消耗

女　性

身高	體重	一天所需之卡路里					
		20歲	30歲	40歲	50歲	60歲	70歲
157公分	50公斤	1254	1243	1211	1176	1137	1105
（5呎2吋）	59公斤	1339	1327	1293	1255	1213	1179
	68公斤	1423	1411	1375	1335	1290	1254
165公分	57公斤	1372	1361	1326	1287	1244	1209
（5呎5吋）	66公斤	1457	1445	1408	1366	1321	1284
	75公斤	1542	1529	1489	1446	1398	1358
170公分	61公斤	1457	1445	1400	1366	1321	1204
（5呎7吋）	70公斤	1542	1529	1489	1446	1398	1358
	79公斤	1627	1613	1571	1525	1475	1433
				男　性			
178公分	73公斤	1819	1715	1660	1632	1573	1491
（5呎10吋）	82公斤	1915	1805	1747	1718	1656	1570
	91公斤	2011	1895	1835	1804	1739	1648
183公分	77公斤	1896	1787	1730	1701	1639	1554
（6呎）	86公斤	1992	1877	1817	1787	1722	1632
	95公斤	2088	1967	1904	1873	1805	1711
190公分	82公斤	1992	1877	1817	1787	1722	1632
（6呎2吋）	91公斤	2088	1967	1904	1873	1805	1711
	95公斤	2145	2021	1957	1925	1855	1758

＊每一高度有三個重量：第一個是理想體重，第二個是過重，第三個太瘦。計算公式如下：

女性—超過5呎後，每一英吋乘以5再加上100

男性—超過5呎後，每一英吋乘以5再加上110

（公分乘以0.3937得出英吋）

注意：新陳代謝因人而異，且與遺傳有關。同時，環境也會影響，在寒冷的天氣中，其代謝速度較快以便維持體溫，而溫暖的天氣，通常較慢。體內脂肪含量越低，代謝速度越快。

步驟二：身體活動

查表三依其活動類別得出其係數。本例之女秘書應為〇•二，乘上步驟一之得數一三二七可得二六五。

表三：身體活動

長時坐著（開會或開庭等）	〇•二BMR
輕微坐著（教師、業務員）	〇•三BMR
經常走動（護士、工人）	〇•四BMR
額外能量需求：	
重度活動	〇•〇三卡路里／每磅•分鐘
輕度活動	〇•〇二卡路里／每磅•分鐘

步驟三：消化食物之能量

消化與轉變成營養素都需要消耗能量。雖然專家們尚未取得共識，但一般都認為在每天

BMR百分之十之內。也許有些人會高些，但大多數以百分之十為其極限。在本例中，秘書為一三三卡路里。

步驟四：運動

在上面身體活動中，我列出兩種運動型式：慢跑的重度活動與散步般之輕度活動。計算公式如下：以磅為單位之體重乘上運動時間。本例假設該秘書激烈運動三十分鐘，則其需消耗〇・〇三×一三〇×三〇＝一一七卡路里。

步驟五：總和

總和所得各項數字：

每天需求量＝BMR＋身體活動＋消化食物＋運動

本例秘書為一三二七＋二六五＋一三三＋一一七＝一八四二卡路里

記住，上項只是概略值，例如，女秘書可能會做一些家事，溜狗，整理花園等，從步驟二可以計算出額外之需求量。依這些活動的難易及時間之長短，而必須消耗更多之卡路里。

另一實例

我們再舉另一對男女為例，男七十七公斤，女五十九公斤，二者皆三十歲，工作不需太多活動，且每天激烈運動三十分鐘。他們每天卡路里需求如下：

表四：每日能量需求

	七十七公斤男士	**五十九公斤女士**
BMR	一七八七	一三三七
工作能量（業務員／教師）	五三六	三九八
消化食物	一七九	一三三
運動	一五三	一一七
合　計	**二六五五**	**一九七五**

由此可知，BMR是每天能量消耗的主要原因，而每天三十分鐘的激烈運動並不消耗很

多卡路里。事實上，散步六十分鐘，男士可消耗二〇四卡路里，女士則消耗一五六，反而更好。因為運動主要的目的是促進生長ＬＢＲ，而非消耗卡路里。接著我們再看看脂肪與肌肉。

脂肪與肌肉

脂肪基素並不需要能量，相反的，它儲存能量。而且脂肪的ＢＭＲ非常低。我們以一個不在乎其體重及體內脂肪成份之女性，在不同年紀下（二十，三十五，四十五）之ＢＭＲ。

表五：減少ＬＢＭ之結果

年紀	重量	ＬＢＭ	脂肪	％脂肪	ＢＭＲ（卡路里）
二十	五十九公斤	一〇一	二十九	二十二	一三三九
三十五	六一・二公斤	九六	三十九	二十八	一三三一
四十五	六三・五公斤	九四	四十六	三十三	一二九四

你可以發覺她的BMR與削瘦身體質量成比例地遞減，而降低了LBM，同時也降低了每日卡路里需求量。

肌肉是一主動基素，因為它總是會燃燒卡路里，脂肪則是非主動性，它不需要卡路里且能降低BMR卡路里。過多的脂肪首先在皮膚下產生，使溫度不致散發，因此而降低了BMR對我們身體保溫之要求。所以BMR能量需求可以更進一步下降。

削瘦身體質量就好比是車子中的引擎，汽油燃燒快慢決定於引擎大小，而非車子大小。一個裝載的車子，除非其負荷超過臨界點，否則其效率與一空車完全相同。因此一個過重的人並不會因此而耗損更多能量，這是因為它們的削瘦身體質量更小，且隔熱良好，所以他們比具有相同的LBM卻無脂肪的人，需要更少的卡路里。研究也顯示胖的人會找出運用更少能量的方式生活。移動緩慢，即使是運動時，也少有大幅動作。這就是所謂的適應。

減少脂肪，增加肌肉

對上述表五中三十五或四十五歲的女人言，除非她只是想降低她的脂肪至百分之二十二，否則光是減肥並不能解決問題。但是如果這樣，她就會看起來很瘦、很憔悴。所以，最好的方法是同時增加肌肉與減少脂肪。如此既可保持原體重，又外觀良好。

脂肪的形成一如往昔：先在大腿的背部、接著在大腿、臀及橫隔膜之外側，最後，在身體的上半身，尤其是手臂。在這之前，在她的大腿上也長了很多腫瘤，雖然花了很多錢醫治，卻未見效。要知道這種情況已存在一萬年了！唯一可行的方法就是減少脂肪，增加肌肉及骨骼密度。

後進先出

身體處理過多的脂肪，其唯一的原則即是後進先出。想想處於物質匱乏時代的人，就不難明白其道理。

脂肪通常在它最容易存儲的地方形成。因此，最近才加入之脂肪必定是在最不容易存儲的地方。燃燒時，也以為第一優先，因為減少它可以增加大家的好處。在遠古蠻荒時代這方法也許可以如此，但在現今文明、物質豐沛的社會，情況卻非如此。在一個長久缺脂肪的區域是很難再形成一新外形，同時也會產生名叫臀脂的堆積物。

再回頭看看含有脂肪的六種體型。其中的一、三及四體型最不容易增加體重，而第五則最容易。

這證明每個人增加重量時，並不是在同一個地方，而是根據他的體型。所以，有些在頸（第四型）、中間（第三型）或腰以上（第二及六型），第五型則是加於全身。很多的人特別是加於肚子上，稱為啤酒肚，其中又以男人最嚴重。

我們並沒有顯示超過標準十或十二・七公斤的超級胖子，我們沒有圖形是因為如果你是其中的一個，你自己會知道。但是你一樣可依照本計劃，進行減肥改造。

再看看你的身材，你就會知道你的肥胖是那裡。通常是從腿的上半部、後面，再至前面，最後是臀及上身。如果你真的是過重，你應知道你的體型，並知道它的外貌是如何，也明白去除後會成什麼樣。記住前面所說的，後進先出法則！

節食及運動的目的就在增加肌肉，減少脂肪。多〇・五公斤的脂肪就等於多三五〇〇卡路里。要減少它，就必須少吃三五〇〇卡路里的食品，多四・五公斤就多三萬五千。再舉一個年三十的女教師為例，體重是六十三・五公斤非標準的五十九公斤，且不運動。

一個有效的飲食計劃，可以使她的飲食消耗能量降至每天一千卡路里，並加上每天一五〇卡路里的運動。因此，使她每天消耗七五〇卡路里，在這情況之下，一個半月後就可以達到她理想的體重。

但事實上，人不可能在這一個半月中每天毫不破例。研究顯示，一般人都會有百分之二十之延誤。所以，整個計劃需時六十天。但如果她每天確實運動，減少脂肪，增加肌肉，時間會稍微縮短。

運動

運動是增加肌肉的唯一方法，且不如想像中的困難。它並不需要你去舉重、挨餓、折磨自己才達到目的。只要你每天養成習慣，動一動就能達到你的目的，再逐漸增加其份量。

有氧意謂伴隨著空氣，肌肉需要空氣中的氧才得以進行。所以運動時，需求量更大。每天有氧運動，目的就在使肌肉能有足夠的正常運作。但如過份使用，造成心臟無法提供肌肉所需的氧氣，則會損害肌肉基素，影響更大。所以，下面有些建議，希望你能注意。

運動前二十分鐘只是燃燒脂肪，之後才以百分之五十脂肪為能源來源，並開始增加肌肉，減少脂肪。所以每天至少運動四十分鐘（六十分鐘更好）。其原因如下：

剛開始時，肌肉只是取用血糖及碳水化合物作為能量來源，二十分鐘後，肌肉會告訴大腦，這運動將會繼續，所以請送保留的能量過來。這時才開始燃燒脂肪，造成雙重效果。因為運動對心臟及肺有幫助，當持續運動時，就必須消耗脂肪以建立肌肉。換句話說，你正獲得LBM，唯一要注意的是飲食要繼續正常進行。

散步、游泳、騎腳踏車要二十分鐘以後才開始作用，所以每天至少要四十分鐘，甚至六十分鐘更好。

慢跑、跑步、划船，要十五分鐘才開始作用，因此應持續至少三十分鐘。

跳繩更激烈，只要十分鐘即作用，所以每天至少要二十分鐘。從輕鬆的散步或其他簡易有氧運動，往上一層有很多的方法，這走路者可變成慢跑者，或甚至是重手。重手就是加上一些小重量於手上，並用力擺動以增加肌肉活動。一段時間後，可加在腳踝上，一些進階級的有氧教室也採取此一方法。走路比慢跑好是因為它不會傷害關節，同時無時間、地點的限制，人人都會做。且不須參加課程也能學會。

前述五十九公斤的女士，如能遵從長壽食譜，且每天運動，將可把多餘的脂肪轉變成有用肌肉。而這就是她要做的事，至於該如何開始呢?我建議從每天走路或有氧運動開始，因為這些活動十分有趣，且令人愉悅，符合各種需求。

減少體重，減少脂肪，增加肌肉

第二個例子是在二十至四十五歲間增加四·五公斤的女士。她必須去除脂肪或轉換成肌肉，建立肌肉需要蛋白質，消除從食物中的脂肪要吸收自然食品。我所介紹的長壽食譜就可以減少脂肪的吸取，同時增加蛋白質，所以，遵照長壽食譜的指示，開始運動，並謹記下列原則，那麼你就正是往健康之路邁進。

- 不吃炸煮食品。
- 不吃紅肉。
- 只吃低脂奶品。
- 至少二樣蔬菜或水果。
- 不加調味料。
- 不塗奶油或瑪格林。
- 不吃甜點。

體重有增加之女士，其運動計劃可以不必如此激烈，但她一樣可以獲得良好的效果。她的走路可能會更輕鬆，但她應再多走百分之十。她也許會有一段很長時間在低水準，那是因為必須去除一些脂肪及增加肌肉，以便日後有能力支持更多的重量。所以，六週以後，她應該就會降至五十九公斤。

臀脂

臀脂是一個由脂肪、肌內及血管結合而成之腫瘤，生長在大腿的背後。它的原因與遺傳有關，雖然過重的體重使它很突出，但事實上是與體重並無多大關連。很多的人花費無數金錢想用藥劑洗滌或甚至發明一些儀器用聲波敲擊，結果都徒勞無效。

其實臀脂大多是脂肪。但如果你能遵照我們的計劃並且有耐心，它還是會慢慢消失的。因為它們並不是一、二個月才形成的，而是經年累月形成的，所以依照計劃進行六個月後，你會發覺它只是變小了，但只要再持續下去，它將會小得可以忽視。如果你已降至你的標準體重且身材良好，卻仍發覺有臀脂，那就要趕快找醫生了。

很多人也幻想用固定去除法來減肥，通常它是由機器用塑膠包裹敲擊一區域，使水分脫離基素，大約一小時後，可以變小、變輕，但一旦再加入水分後，又恢復原重，所以並沒有任何功效。只有運動才是長久治標的方法。

危　險

運動可能過度而造成傷害。很多的書籍都有談論到如何調整節奏以配合自己的體型，可以買來參考。如果你本身有心臟、背部或呼吸等困難，請與醫生事先商量。但是走路卻不受此限制而人人適用，即使是有心臟病者都無礙。

一個好的領導者是會根據每人體能狀況不同而分組，且不致過度運動。

為什麼我們會胖？

額外的能量是生存所必須。但是在我們這富裕的社會，也同時面臨餓死的窘境。事實上，窮人的最大健康問題就是過重，獲得卡路里並不是問題，問題在於獲得太多。

科學家對於體重過重已形成一共識：即所謂標準點的觀念。人體會自然地傾向一穩定脂肪水準，並配合飲食以便維持，而另外的其他因素使這標準點有往上之趨勢。

由於ＢＭＲ會隨年紀增加而減少，因此，如果你三十歲時吃的與二十歲時一樣多，你的基準點就會上昇而且脂肪會增加。

另一個則是與遺傳及體型有關，前章所述的每一體型累積脂肪的地方都不一樣。在年輕的時候，就會各自發展，有些是很多很小，有些是很少但很大。再根據體型，骨架及細胞遺傳，這些多餘的脂肪就會積聚成長。

沒有人天生是胖子的，每個人都能擁有標準的身材及體重，只是有些人需較費力而已。如果你是瘦削形，較不易看出贅肉，但如是螺旋型，即使是多一點點，都很容易看出。所以最要緊的就是設定你的肥胖標準，並學著接受你的體型。

適宜的健康意謂著我們保持身體正確的胖瘦。雖然也許會嫌臀部太大，但這就是人生，你必須學著喜歡你的體型並以它為榮。

如果你只是減少脂肪卻未增加肌肉，會看起來十分憔悴，沒精神。如果你同時進行，你會看起來十分健康而苗條。最後，再以瘦削型身體質量與汽車引擎的比較為例，一個瘦削的身體因有較大的引擎動力，會使你燃燒更多，飲食更多，但卻不會增加體重。同時也因有更大的引擎可以使用更少的人做更多的事。

第四章
運動十分重要

如果正確地運動，體內的每一個組織及基素不僅不會老化，反而更改善。這裡的所謂正常老化是指伴隨人體死亡的功能下降及地心引力。

經常而正確地運動會使我們的削瘦體能質量保持於正確的基準上。這樣會使你不致變胖，同時存有能量以備日常生活所需。

運動可增加肌肉質量，改善肌肉狀態，並改變其組成。肌肉狀態能改善是因為有較佳的骨骼密度，所以骨骼較強化而不易變老。運動也使姿態優美，不會駝背。

那一種運動呢？

有氧運動，特別指空氣中的氧，是改善並維持我們體能的最有效運動，肌肉需要氧氣以維持正常運作，特別是在運動時更需要大量的氧。每一種活動持續至少十二分鐘，每天至少固定運動二十分鐘會產生奇妙的效果。

每天規律而正確的有氧運動，比其他運動更能使肌肉狀態及韌性更堅強。它同時也是消除脂肪，增加肌肉彈性的最有效方法。

持續性的活動，比如賽跑或走路，會比間斷性的活動，如打網球，更能迅速減少脂肪及維持好的肌肉狀態。而非有氧運動，如舉重，則需時更久，因為它不使用到所有的肌肉，特別是心臟。因此絕大多數舉重選手並不能跑一哩的路程就是因為他們的一般體能及心臟並不是很好。所以它們不是有氧運動。

有氧與非有氧

這裡的有氧或非有氧運動，其實都是一樣在呼吸空氣。但除非快速重複進行推舉小重量，像舉重這一類運動並不會對心臟或血管有任何幫助，也不能促進新陳代謝，而偏偏循環系統中由肌肉組成之心臟與血管是人體中最需要經常活動的器官。有氧運動同時也能將堆積在心臟與血管的過多脂肪消除，所以也兼具防患心臟病之功能。

與非有氧運動相比，有氧運動大都使用到大塊肌肉組織的部位，比如手或腳，而刺激到整個循環系統，因此除了對大塊肌肉及循環系統有好處外，它對全身各器官都有所助益。

很明顯的，有氧運動是一個固定而長時間的運動，而非有氧運動則是一個較短的活動，兩者是極為不同的。其分類如下：

依空氣含量的多寡分運動類別

有氧（長時間）	半停半走（間斷性）	非有氧（短時間）
跑步	網球	舉重
慢跑	滑雪	鍛鍊肌肉運動
越野滑雪	足球	短跑
跳繩	體操	田野活動
騎腳踏車	手球	高爾夫
游泳	排球	
划船	回力球	
跳躍床運動	羽毛球	
走路		

如果有氧運動比如跑步、慢跑、騎腳踏車或走路，能持續一段時間，對一般人而言，將會產生示範效果。跑步需要十二分鐘，而走路至少要二十分鐘，這些時間的設定是根據心臟

會達到示範心跳速率所需時間而定。

跑百米的效果比長時間的慢跑或走路還差。雖然心跳是加速了，但那是因過份使用沒有空氣的能量，所以心臟與肺努力補回所欠缺的能量。

除非你像跑百米一樣，快速地刺激，否則像舉重就不會造成心跳加速。但稍加改變，一樣可成為有氧運動，例如快速上下來回推舉小重量之物二十分鐘。可是最好還是選擇會牽引多種肌肉組織的運動較佳，如，慢跑、跳繩或游泳。

網球也不是好運動，除非你非常不一樣，否則那至少要二小時才能達到示範效果。一個業餘的網球員會有很高的心跳速率，那是因缺氧所致，並非示範效果。高爾夫球也是如此，走走停停，揮揮桿、聊聊天，心臟只是很溫和地跳動而並未達到示範的效果。

示範效果

這是用來說明已改進你的循環系統之一種學術上行話。同時在過程中也幫助重建在手或腳上的肌肉。當結束時，你會感覺到比剛開始時好很多。

要達到上述結果，我們必須：

・快一點達到心臟示範速率，並持續運動十二分鐘（最好是二十分鐘），或

・逐漸增加心跳速度，並至少維持三十分鐘（最好是一小時），或

・結合上述二種的溫和心跳，持續二十分鐘（最好是四十分鐘）。

每一週應有五天運動，因為只有持續做及一些適當的休息才最有效。如果你已固定進行一年，且維持良好身材，可以每一天或每一週換不同的運動，以便有不同之變化，畢竟每一種運動都有其特定的功效。

示範心跳速度 對大多數人而言，示範心跳速度即是最高心跳速度的百分之八十。一些受過良好訓練的運動員在教練的指導下，可以達到他們最大心跳速度。但事實上，即使是世界級運動員，也不過達到百分之八十五而已。所以一般人能達到七十五或百分之八十，已很不錯了，而且也較安全。

年齡	最大值	七十五%	十秒脈搏
二〇	二〇〇	一五〇	二五
二五	一九五	一四六	二四

示範心跳速度

三〇	一九〇	一四三	二四
三五	一八六	一四〇	二三
四〇	一八二	一四〇	二三
四五	一七九	一三四	二二
五〇	一七五	一三一	二二
五五	一七一	一二八	二一
六〇	一六〇	一二〇	二十
超過六五	一五〇	一一三	十九

你可根據上表，而隨時查閱，得知自己的狀況。第三行有十秒週期脈搏，你應以此為目標，檢討你的進步過程。將十秒脈搏乘以六即是你每分鐘心跳速度。一旦你進行規律的運動計劃，你自己就可以知道你的運動量是過多或不足。我已做了多年的有氧運動，測量脈搏對我而言是再簡單不過了。

如果不能達到最大量的百分之七十五時，該怎麼辦？　不要擔心，因為有些人就是有較低的心跳速度。其實如果你是其中之一，你已有很好的循環系統了，所以只要達到示範心跳的百分之九十即可。

但是，對於那些仍無法達到示範速度的人而言，那就是要做得更久些。想要比別人更健康就要更努力，更認真一些。從另一個角度看，畢竟你已擁有一難得之資產，它值得你如此用心，雖然跑或走得更快些是方法之一，但做得更久些更棒，因為你的關節並不因此而流更多的汗或淚。

為什麼要經常地運動？ 為達到附屬的循環，當我們一旦開始，就會發覺其實運動並不如想像中的難。每天一點一點的進步而終至煥然一新。

當我們經常運動，就會產生新的毛細血管。它就好比為了使基素獲得新的營養，身體必須創造出新的途徑以便將含氧的血液帶到肌肉。雖然產生這些途徑需要一點時間，但一旦完成，它們會同時暢通。就好比被阻塞的道路突然被打通一般。所以你的身體也因肌肉舒展而能達成往日認為不可能之事。

最適宜的有氧運動

俗語說：每一個人都有其獨特的個性。一個能讓你一生經常、不間斷，其時間又能達到示範效果的活動就是最適合你的運動。下列表中，有依達到示範效果的時間長短而分類之三種運動。請依你的喜好，選擇一類你最喜歡的。每一類都列有達到示範效果所需時間及更佳效果所需之時間。比較不激烈的運動，當然運動時間要久些。所以，你可以根據自己體能狀況，挑選並修改以變成最適合你的運動，下一頁我將會討論各類運動之優缺點。

典型的有氧運動

一至一・一分到THR（最少十二分鐘）	三分鐘到THR（最少三十分鐘）	八分鐘到THR（最少五十分鐘）
原地跑步	跑步	走路
跳繩	滑雪	騎腳踏車
跨欄	划船	溜冰
爬樓梯	有氧舞蹈	游泳
	迷你彈簧床跳躍	

第一類　適合健康良好的人。它與非有氧運動不過一線之隔。如果你從未運動過，可以從此類開始，並發展你的肌肉。通常它很難超過十二分鐘。

第二類　適合蠻健康的人，有些運動，比如慢跑及有氧舞蹈可以群體性活動，其他的，例如，滑雪或划船，則需要設備之輔助。迷你彈簧床跳躍則是要有一小房間。如果使用機器，慢跑也可以在家裡、辦公室或體育館展開。

第三類　是最適合一般剛開始運動的人。患有心臟病或半身麻痺的人可以做輪椅式的檢驗。騎腳踏車，可以在原野奔馳，也可是固定式在家裡練習。而溜冰，則不論是冰刀或滾輪皆可，個人或團體一樣好。唯一所需就是要每天運動四十分鐘，並慢慢進步到一小時。四十分鐘聽起來好像很長，但那是使你循環系統達到標準狀態的所需時間。

運動器具

所有的有氧、戶外運動都可以在家進行。你可以在家一邊看電視，一邊騎腳踏車、慢跑、划船、滑雪及爬樓梯等。科技的進步已使人們不需離開家即可享受運動的樂趣。但其中有些事情必須牢記：

•不使用有馬達的裝置，因為它只會消耗電力能源而非你身上的能量。

•一分錢一分貨，最有效果的裝置也最貴。

•越簡單越好，最好的裝置是能讓你的手、腳充分活動，過多的心臟監視器或其他電子儀器毫無作用。

常常有人問我，那一種裝置最好？其實，這並沒有一定的答案，我將其次序安排如下：

•滑雪：對手及腳有不同的效果，能有效地牽引所有主要的肌肉而不致在關節處產生壓力。這一類裝置是個別訓練你的手與腳。

•固定式腳踏車：必須手腳並用。當輪子轉動時，其阻力來自空氣中的摩擦。唯一的缺點是手與腳部運動是連在一起。因此，它的效果比滑雪差，因為一個施力於另一個器官上，而且總成效均分為二。

•固定式慢跑器，踏板機及爬梯器：極適合腿部運動，能模擬山丘或各種特殊環境以符合個人需求。可惜手部大部分都未使用到，而且也比真正的慢跑或爬樓梯更不費力。

•划船器：如有一單獨為腿部運動而設計之可移動座椅，將會更好，因為大部分的此類設備使上半身有很好的運動，但對腿部卻毫無幫助。所以，如果你的腿部有問題或已不須再使用腿了，這一類器具是再好不過了。

有氧舞蹈

有些人運動是希望一群人一起做，或是在有人帶領之下。而有氧舞蹈就是其中的代表。領導者根據成員之體能狀況及限制而設定節奏及韻律。所以有氧舞蹈是最適合職業選手及患有關節炎之人。

有氧舞蹈對腿部有毛病或體重過重的人，只有一些輕微影響而已。達到水準後，可加入手或腳的重量，以幫助消耗過多的卡路里及增強肌肉。

何時開始

現在就是你本來人生的開始，所以就從現在開始。如果你以前從未運動過，慢慢來，就以四十分鐘的走路為起頭，先走五分鐘，再跑一分鐘，走五分……一直持續四十分完為止。你也可以在家用固定式腳踏車或其他裝置。

伸展及調和運動

每一個有氧計劃都應包含十五分鐘的伸展及調和運動。它的目的就是伸展你手腳的筋。同時，它也應該使你的肌肉延伸至平常不到的地方。所以這個運動可難可易，不分男女都十分適合。開始時每一個動作做十分鐘，持續三十天。

如果你身材不佳，過重或有任何心臟、呼吸或背部有問題，在採行下列任一運動之前，請先與醫生商量。

1.仰臥起坐

膝蓋彎曲，仰臥起坐——即使能做到一半也都很有效果，它能加強及調和腹部之肌肉。將手置於頭後，儘可能爬起時，手肘能觸及膝蓋。

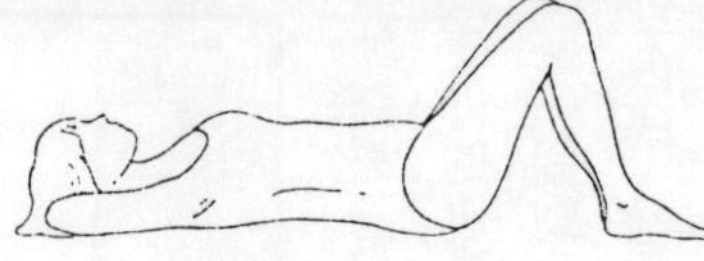

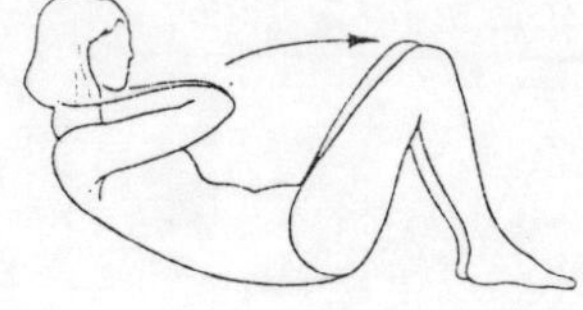

2.抬腿（腹部調和）

仰臥，將雙腿抬起，停留於空中一秒鐘後再放下。這將調和你的腹部肌肉。

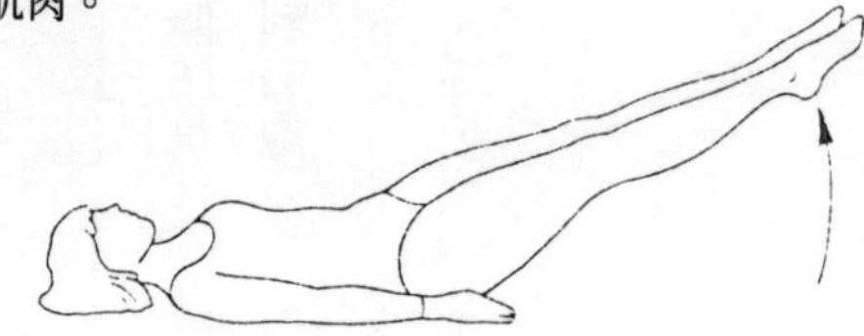

3.抬腿（調和大腿）

側臥，舉起上方的腿，於空中一秒鐘後再放下，翻身再側臥，舉起另一隻腳。這將會調和大腿內側之肌肉並減低其脂肪。

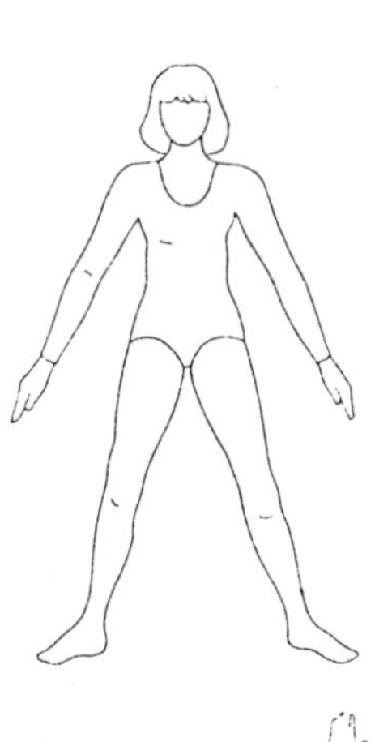

4.轉臀

兩腿張開站立，彎腰，讓一隻手碰到另一隻腳，這樣會伸展你的後背、腳筋、及小腿之肌肉。

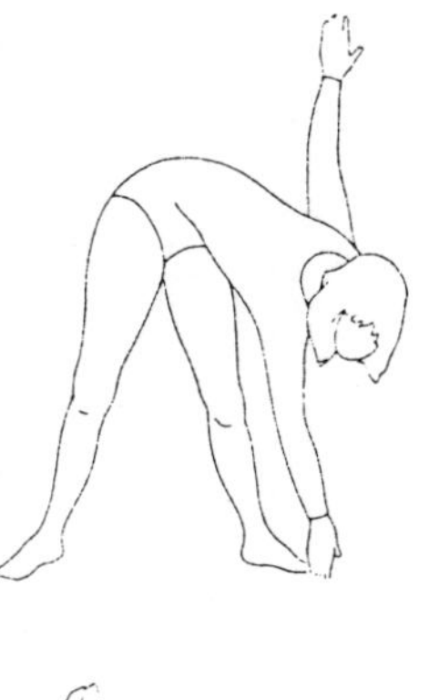

5.減少臀部脂肪

直立，雙手握著十至二十磅的重量於腰間，向一側旋轉，回至中間，再轉到另一側。它將會幫助減少腰及臀部的脂肪。

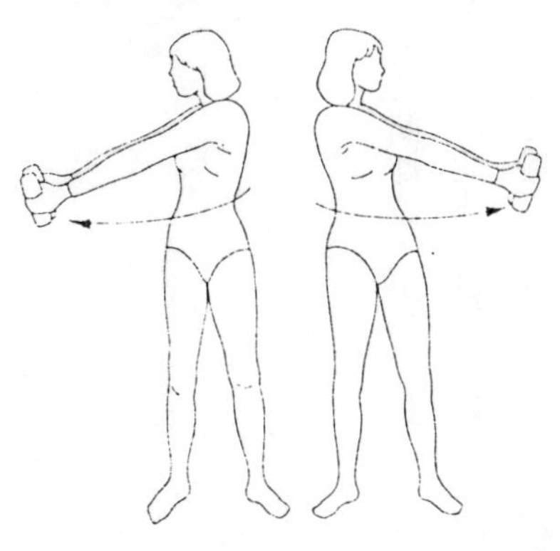

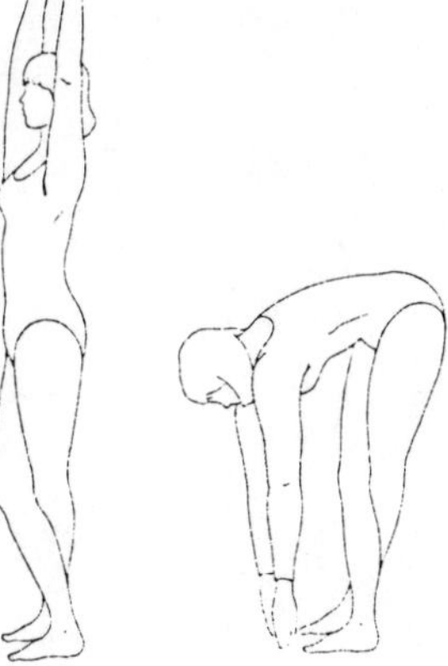

6.伸展

直立，腳交叉，首先兩手伸直於頭上，再彎腰觸及腳趾，交換前後腳站姿，重複上述。這樣會伸展腳筋、防止其硬化。

運動使身體更柔軟

大多數的運動均著重於肌肉及筋骨而較少考慮關節。所以，為了使它們更柔軟、更調和，我們應做些柔軟體操。

這些運動可以在任何地方、任何時間進行，不論是在床上或木板上，都不需要特別的儀器。靜態的伸展，其中之一的優點就是能使我們更加明瞭自己的身體，肌肉張力、收縮及放鬆。這些溫和而軟性的延伸運動可以緩慢地拉伸肌肉。每一個動作應維持十五秒並最好延長至二十五秒，再重複多次。循次漸進，不分男女都適合。

讓我們就從緩慢的深呼吸運動開始吧！

1.全身伸展

仰臥，手心向上，手指及腳趾用力往外延伸（脊椎務必緊貼地面），同時緊縮下巴。

自己細心體會貫穿全身、頭、頸、肩膀、上背、手、胸、腹部、腳、外脛、腳踝及腳的伸展感覺。

接著依此一方式，重複延伸另一側。

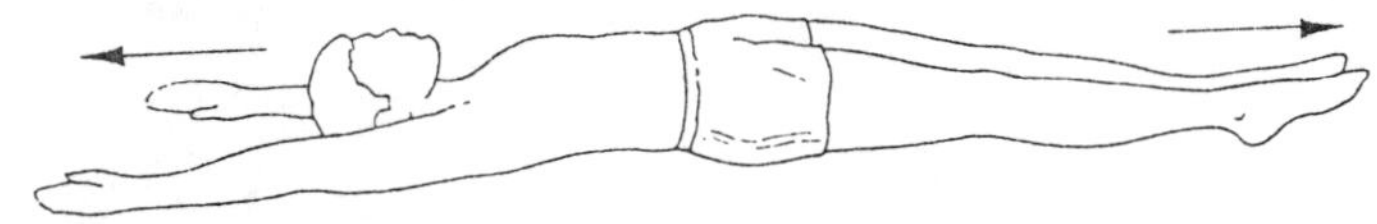

2.手臂擺動

仍然仰臥，手指向天空，再緩慢將手及手臂擺回頭部上方，與地平貼，並儘可能延伸。這樣會伸展你的肩膀及胸部肌肉。

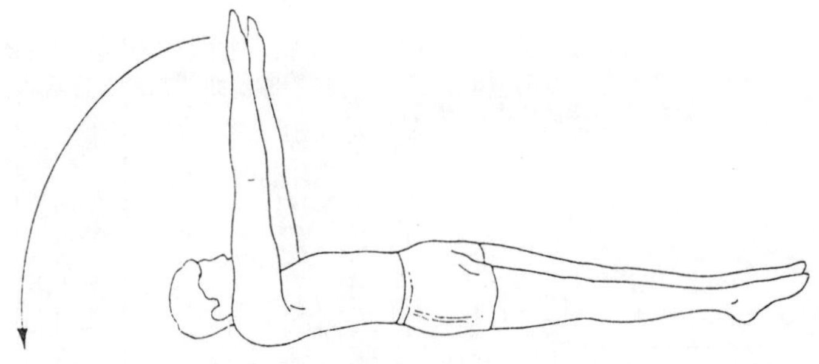

3.曲膝運動

仰臥，兩手緊握住左膝，儘量拉往胸部，停止數秒鐘，再換右膝，最後是兩膝一起。這將會伸展下背、臀及腳筋。

4.背部伸展

跪著，屁股坐於小腿上，手置於兩側，手心向上。前額著地，並儘力靠向兩膝。這將會延伸背部之肌肉。

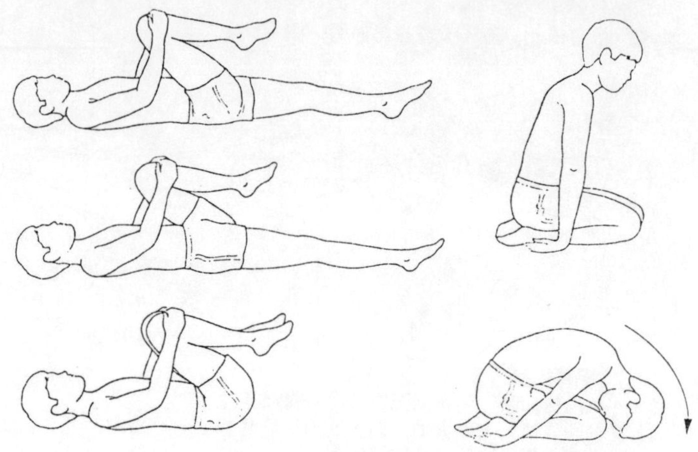

5.頭及胸之抬舉

俯臥，枕頭置於小腹上，手心及手關節平於地面上，頭向前直視。手關節從地面慢慢舉起，連帶也抬起頭部。這對你的胸及腹部肌肉很有幫助。

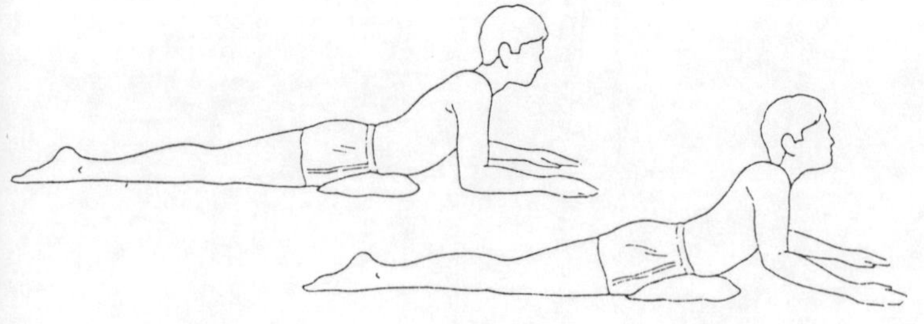

何時該運動

很多的人因時程排得不好而使運動計劃失敗，現代的生活是如此複雜及忙碌，所以必須要有一些原則及實驗，做為指導方針。以下先介紹一些例子：

南茜，秘書　早上五點半起床，六點參加一個一小時的有氧課程。所以，我需要一個群體，同時，不僅如此，如果我白天不能做，晚上有更多的理由使我不能堅持。

詹姆，化學研究員　午餐時間我先慢跑三十分鐘，再做十五分鐘體操。我是一個人做，因為那樣我才能掌握自己的進度。

約翰，編輯　我六點回到家後，在冬天，我慢跑三十分鐘，但如是夏天，就換成騎腳踏車。它可以使我頭腦冷靜並消除一天的壓力。運動結束後，我自己也感覺輕鬆不少，孩子也認為我更加親切。

由此可知，不同的人有不同的步驟。

是否有最恰當的時間？　其實所謂的最佳時刻是因人而異。生理學家認為是一天結束之時，而社會學家卻認為是一天之初。

運動不僅調和身體，也紓解壓力，洗滌心智。通常在一天結束之時，壓力是最高的，所以那時運動，可同時幫助心智及肌肉。然而，也有證據顯示，早晨也能提供一些不同的效果。因為每當運動時，大腦會產生荷爾蒙，使你心情更加振奮、樂觀。因此一天結束後，運動固然可以使你感覺良好，但如在一天之初就開始運動，也同樣可以使你有樂觀的外貌。所以理論上，晚上運動可以減輕壓力，但差別並不大。

生理學家同時也發現早上運動的人比較不容易辭職，因為他們已較能控制自己的情緒，你所要做的只是早起，並開始動手執行。另外研究也顯示，早上運動可使工作效率較高，這原因一半源自有較樂觀的外貌，另一半則是規律的精神力量。所以如果你是典型的人物，早上運動最好。

我會因此而疲倦嗎？不，運動後會有精力。它使你工作十小時後卻感覺只做了一小時。研究證明經常運動的人比沒有運動的，更有朝氣、活力。

同時，運動也使身體及智力更有效率。雖然新陳代謝更快，但你的心臟不須很用力就能維持此一系統。血糖也維持在一定水準，不會上上下下，所以你的情緒穩定。這都使你的身體各器官更具效率。

一個運動過的身體也使外貌看起來更樂觀。因為體內的荷爾蒙作用及完成後的成就感，充分顯示於臉上。實驗顯示不論是職業選手，公司主管、秘書、運動員或家庭主婦，都會有相同的效果：調節你的身體就能調節你的心智。

任何人都能運動

如果你有慢性病，例如，關節炎、哮喘，你必須找一個適合你體能狀況的運動。

哮喘者如能走路四十至六十分鐘將會得到其效果。當天氣不佳時，可在商品街或封閉的區域內行走。或者在家中使用踏步機。

關節炎者可在水中運動，藉著游泳一小時，一樣可達到有氧效果。或者，攀著游泳池畔，踢水、做下述之水池體操。因為有水中浮力之關係，所以運動時，你的關節不致受到太多、太重的壓力。

除了上述運動外，還有其他很多可在室內使用的有氧運動裝置。例如，划船器及固定式腳踏車。最簡單的一種就是能適合各地的跳躍床。對於輕微運動的唯一要求就是要能做得久些。

水池體操

芭芭拉發現下列的游泳運動特別適合服食長壽食譜者。在一週內，即可見到及感覺到其成效。這運動通常包括二十分鐘的蛙式游泳，以及下列蛙式與仰式混合的十分鐘運動。

・在水中仰臥，平放伸直手腳。然後，以像剪刀形式，將你的手與腳，在水面上，儘量地彼此靠近。接著，用力往外伸展、攤開。這對你的肩膀、胸、手、腳及腿內、外側肌肉十分有幫助。

・抓住池畔，腳浮於水面上，不斷往上、下踢躍，從三十下開始進步到五十下。這會幫你的大腿及小腿肌肉更加堅韌。

呼吸運動

每一個人運動之前後都要先檢查一下他的呼吸。但事實上，很少人呼吸正確。你呢？照著鏡子，注意當你呼吸時，身體中的那一部位隨著起伏。是胃或胸？如果是後者，則呼吸得很淺，且只使用到肺的上半部而已。你的目標應該是儘可能地運用你全部的肺，以便體內充滿更多的氧氣。

正確的呼吸法可以發展橫隔膜、增強與呼吸有關的肌肉強度、儲存能量、改善膚色，及使你感覺生龍活虎。東方的瑜伽派認為能控制呼吸就能控制生活力量，甚至生命本身。就是我們最普通的人也知道沒有呼吸，我們就死了。

・用鼻吸氣，同時用雙手平置於橫隔膜上，可感覺得到肺吸氣時，橫越肋骨的肌肉之膨脹。屏息，數到十，當氣充滿於肺時，將肩下垂。

・緩慢地將氣完全排除於肺部。

每當你感覺沮喪、失落、很大壓力時，一個深呼吸將帶來意想不到的效果。

第五章

服裝打扮

如果你已經遵照長壽食譜進食，並開始運動，在數週之內，你會顯得更年輕些。然而，這也不是完全立即改觀，畢竟不可能在一天或一週之內，將你的體能或身材改變，它需要一段時間才能把身體的每一部分都年輕十歲。在這同時，我們也會幫你認知，並加強身上的優點，掩蓋缺點，而不是對它充滿失望。不論你的體型為何，且即使你已去除了身上多餘的重量或脂肪，在本章中，你仍可以找到你的理想幻覺以作為參考。

事實上，經由方法，我們可以引領別人的眼睛只注意我們的長處而忽視短處。看看下面的圖案為例。

最吸引你的是那一部分？再將書本倒置，這時，你又注意那一部分？它會使你產生更久的視覺幻覺嗎？記住，不論是人或在紙上，水平線永遠是最吸引人的地方。所以看看那裡最寬——肩、腰、臀或大腿？

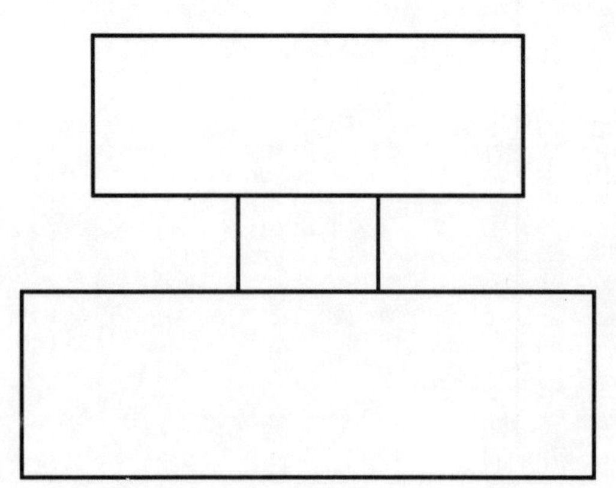

圖1

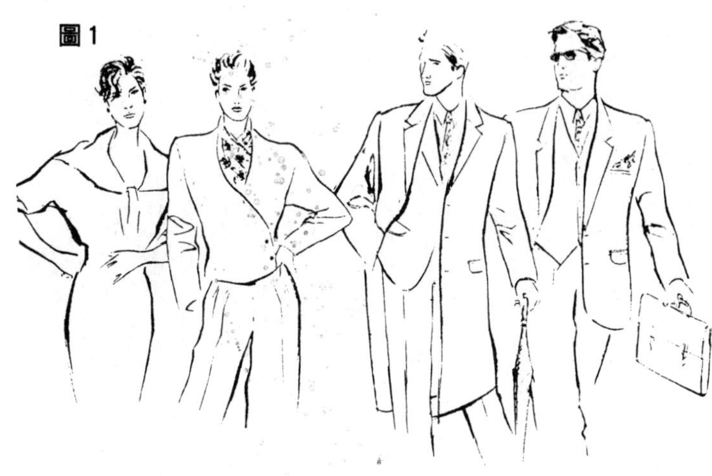

體型及服裝

回頭看看前面所提的體型，那一個最像你。特別注意那裡是最不合理的，因為你將要靠衣服來修飾它，使你看起來更年輕些。

不論你的體型為何，一件剪裁良好，貼身適合的衣服，都會使你更加出色。

曲線型（圖1）

此型的男女，上、下半身都十分勻稱。女性通常都胸部健美，男性多肌肉結實，這是一個相當理想平均的體型，但女性如能增加一些纖細的外貌，男子有一些平穩的外觀，那將更好。

圖2

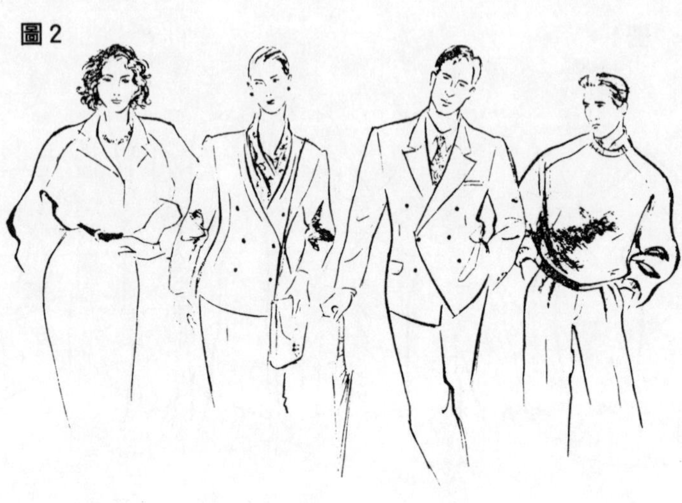

・使用墊肩時，務必使肩膀超過手壁的最厚部分，以使袖子自然下垂。

・衣服的曲線應不要太圓或太緊。

・因為你傾向於將體重置於腹部及胸部上，所以應儘可能放鬆腰帶或皮帶，避免下半身穿太緊，太多摺疊的衣服。

心臟型身材（圖2）

心臟型身材的女性通常都顯得胸部健美，男性則肌肉紮實。有寬大的胸部及上半臂，但臀部太小，且直，與上半身的曲線（女性）或結實（男性）不合，所以看起來上半身偏重。因此需要想辦法使下半身增加一些份量。

・使用墊肩時，應使肩膀超過手臂最厚的部分，以使袖子不致受限。

•穿無肩縫的衣服，以使你的上半臂及肩膀外表看起來小些。

•穿能使注意力集中於身體中間部的直條紋、開頸領的衣服最好。對女士而言，有摺綴的衣服能使健美的胸部不致太突出。

如果你想增加臀部，方法有：

•穿上腰部打摺朝外的褲子或裙。

•水平線能增加視覺寬度。

•男士多穿些寬鬆的褲子。

•女性則選擇色彩豐富或打摺的服飾。

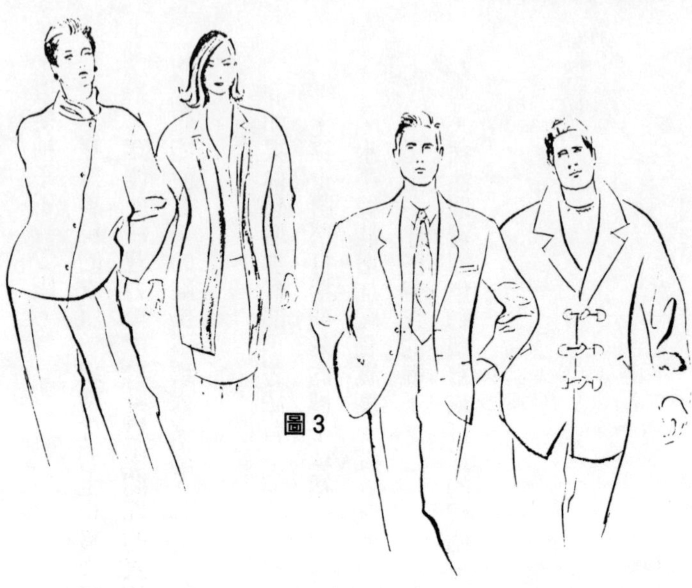

圖3

螺旋型（圖3）

此型的男女有窄肩及大腿，但腰粗。所以你的主要重點是粗腰，你應該想辦法使肩寬廣些，以便將注意力從粗腰中轉移。

・穿有墊肩或其他能使你看起來有更寬肩膀之衣服。

・直橫格、寬領及翻領的衣服會使視覺擴大肩膀寬度。

・水平線的條紋或花案也不錯。

・穿上摺疊向內的褲子或裙，能使你臀部以下看起來較小，而且逐漸收縮的感覺。

・避免會強調腰部的衣服。女性可穿上短上衣，男性使用吊帶會比皮帶好。

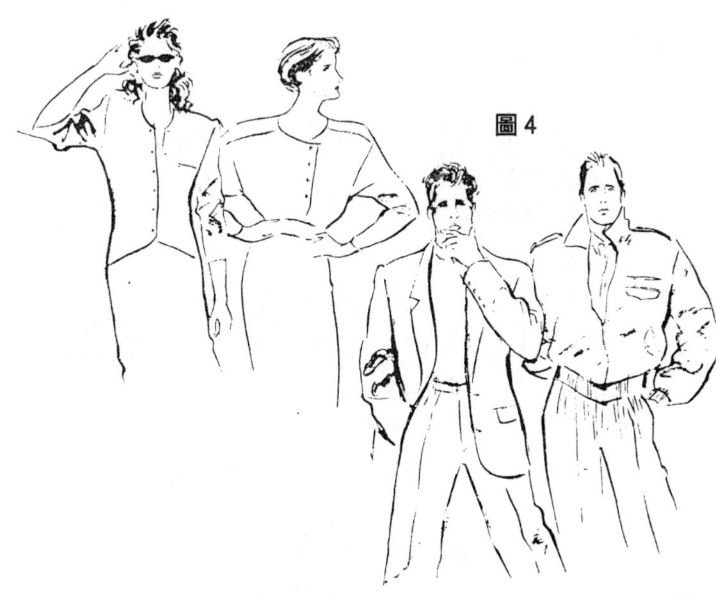

圖4

梨子型體格（圖4）

此型的特徵是有很大的臀部與大腿，跟上半身不平衡。為了使上半身更加寬闊，下半身更加纖細，必須使用墊肩及水平條紋的衣服。

- 墊肩是必需品，它能使你的肩膀比臀及大腿更寬。
- 腰以上，穿上水平條紋的衣服。
- 選擇直橫格、寬領及翻領的衣服。
- 下半身則挑直條紋的衣服。
- 避免水平線在你最胖的地方——大腿處結束。

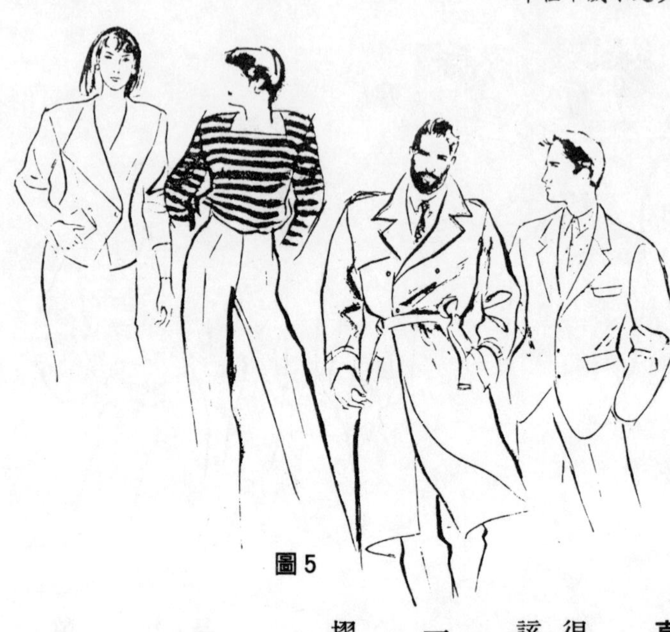
圖 5

直線型（圖5）

此型的人身材平直且有相稱的高度，肩膀很直，但身體無曲線。有此型身材的男女，應該設法增加上半身的寬度。

• 使用直線式墊肩，如此可額外增加一到一點五吋的寬度。

• 水平式條紋的衣服能增加視覺寬度，而摺疊能增加曲線。

• 直統式的褲子或裙最好。

• 頸線與領子必須與身體其他部位一致。

• 使用寬皮帶以加強腰部。

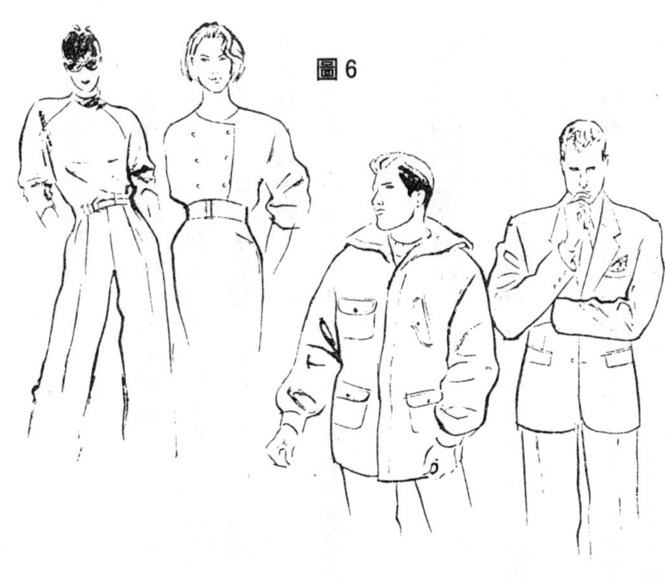
圖6

瘦削型體格（圖6）

此型的人有寬的胸部及肩膀，但臀部及大腿小而直。由於體型沒有曲線，必須使用直線式條紋衣服以加深身體曲線。

・穿的夾克必須要有V型領，直線翻領及中間細碎。

・如果肩膀過寬，不要用墊肩且絕對不使領子指向肩膀。

・無肩縫的衣服可移離注意力。另外，吸引人的耳環、項鍊、別針也都不錯。

・適合穿直條紋，偏向腰部以上設計的衣服。

・水平線及口袋會平衡你軀幹的下半部。

維持均衡比例

衣服不應該誇張，或蓋過本人風采。它應該與你的體型與膚色相搭配，不論是男女，衣服質料的輕重、圖案大小，都應與穿者及製成之衣服相調和。你的骨架是小、適中或大呢？

小　如果是小骨架，線條、圖案、細碎及裝飾品應是小或適中，以配合整體。質料也要選較輕至適中者。

適中　所有的配件、條紋、圖案都選適中的。

大　選比適中稍大的物品。

女性的指導方針

對於自覺比理想更重、更高或更矮，腿更短、更細或更寬的女性，這裡有數個簡單但有效的小建議。

較重　不要嘗試將自己擠壓進小尺寸的衣服中，你總是可找到合適的（如果你很忌諱它的尺寸，可以拿掉它的標籤）。切記袖子不要捲上到上臂或肩膀。如果你的胸部很大，不要穿短袖子，因那會使你看起來更大。

單色的夾克、衣服或泳衣會看起來較纖細。避免那些在你最不好的地方改變顏色的衣服，因為那會吸引注意力。將水平線加長，會看起來更寬闊些。

珠寶及配件宜簡潔大方。

較矮　單色衣服會看起來重些，所以應選擇平實，小而間斷圖案的衣服以擴大視覺。夾克應在末端切除而非在邊緣有水平條紋，因那只會使你更矮。底端切除，會使裙子長些而造成腿也長些。鞋子、緊身衣及衣邊緣應是同一中性顏色，以使腳看起來更長。

只有當鞋子、緊身衣及衣邊緣是中性顏色，且夾克是短的，才可挑選對比夾克。不要穿有摺角的褲子，因那會產生水平線，使腳看起來更短。不要穿及膝的短褲，或在小腿與腳踝交接處結束的褲子。

配件及花色圖案採小至中的樣式。避免在衣邊緣有水平線、縐邊，但有視覺高度之垂直線則很好。

較高　高而纖細的女士應穿上有水平線的服飾以增加寬度。單件式衣服，上下不同色但有水平線的衣服等方法可達到此一目的。避免太緊、太短的夾克。雙胸式夾克則效果不錯，因穿緊時有製造出水平線的味道。唯一要注意的是袖子要夠長。

避免單色衣服。不同顏色的組合會使你看起來更寬更短些。

珠寶與手提袋應較大。

縫邊　縫邊是一非常重要的水平線。因此，必須設法找出最適合你的身高及體型之縫邊。試試看，不同的方法會有什麼不同的效果。比如一條單色、窄的皮帶與寬邊花色的皮帶，其結果就是不同。後者會使腰線突出，也明確界定出裙子長度。一件有寬邊花色皮帶的短裙其長度要比單色皮帶的短裙長些。

腳　完美的腿應該大腿、膝、小腿及腳踝都左右互相接觸。它的理想長度應與上半身相等或更長些，而視覺上卻與它平衡。

- 擁有長腿是一項資產，而短腿的人則應設法使鞋子與緊身衣的顏色和縫邊相配合。
- 避免有摺角的褲子及寬大的裙子。
- 寬裙會使腿看起來更細，縫邊應在腳的最寬處終止。素色的緊身衣會使腳看起來更寬些。
- 窄裙會使寬腿更粗。縫邊應在腳的最寬處上端或下面終止。選擇深或黑色緊身衣。

男士的打扮原則

任何男性以為這一節所談的方法並不能掩飾缺點時，可以用蓋瑞葛蘭特為例。你必定以為他是一個高大，有寬直肩膀及優美姿態的男士。是的，他是很高，但有一個很大的頭。他都是利用倫敦一家服飾店的衣服以六吋的結合擴大其肩膀，使上下平衡，外表更英俊。

過重　高大的人，適合中度到深的顏色。整套式會比單件的夾克及褲子較佳。如果硬是要穿單件式，也要選上下色系相近的衣服。儘量避免穿會在腰部增加重量感覺的西裝背心。如果你不到六呎，雙胸夾克可使腿看起來短些，且增加份量。褲子上不可有側孔及摺角。襯衫的領子要夠大，扣子不可使用拉鍊式。用吊帶（懸吊帶式）而非皮帶（水平線會增加寬度）。襪子、鞋子及褲子要相同色，或色系類似，以使你看起來不致很寬廣。

過矮　整套式衣服，因為使用同一色系會讓別人眼睛只會注意上半身，而使你看起來更高。避免夾克與褲子顏色太對比，或者使用領帶，襯衫條紋、手帕與褲子相同色。雙胸式夾克會看起來更矮及不成比例。記住，垂直線條會增加高度。

襯衫領子應不要太大，要有短點及不大不小的領子。袖子與褲子應相互配合，並長度適中。避免有摺角的褲子，因為會增加水平線而看起來更短。襪子與鞋子應同色，且要能與褲子相搭配。這會使顏色紮實而增加腿長。

領帶應懸至腰際。裝飾品要小。

更高 只要適合場所，你可以自由選擇花色及樣式。夾克或寬鬆式外衣特別適合你，單件式或雙件式也都很好。

襯衫領子應與你的頸與頭相配合。領帶應懸至皮帶扣環處。其他配件也要大小適中。水平線是最佳的修飾。可使高的人看起來矮些。放置水平線處會使距離加寬。

男女都需注意的部位

●**頸**

如果頸短，領子必須窄，頸線也必須低，可穿開口式或挖掘式頸線。項鍊不可掛於頸子底部。垂直線會使頸子更長。

如果過長，穿高領（馬球、套頭式及摺邊）或高頸線衣服可使頸子短些。圍上領巾也很好。任何能產生水平線的都能使頸子看起來短些。

●肩膀

理想的肩膀應比身體的其他部位更寬且更平直，如此才能使衣服穿得貼切，與臀及大腿相平衡，而過窄的肩膀會顯現出多餘之贅肉。

所以，如果你的大腿或臀比肩寬，必須設法掩飾。

訂做的衣服在頸底與肩線間允許有二吋之落差。小於二吋者，是平直型肩膀，恰好二吋者，是漸趨式型。漸趨式的肩膀，如果有墊肩來幫忙，會使肩膀更寬，且超過身子。如果超過二吋，是傾斜式，那更需要墊肩以便平衡下半身的臀及大腿。

如果肩太寬，可用沒有墊肩的無肩縫式衣服來修飾。

第六章

肌膚之美

雖然我們可以用油脂、乳霜及其他代用品從外表使我們的皮膚看起來更健康、更美麗。但其效果，畢竟不如從內在的飲食及生活習性有更長遠的影響。經由飲食正確的食物及選擇艮好的生活習性，建立了艮好的基礎，而使得我們的皮膚永遠自然、柔軟，不隨歲月而老化。現在就讓我們一起來討論該如何做吧！

最大的器官

皮膚約佔體重的百分之六，是人體中最重的器官，也涵蓋最廣的區域。譬如說，一個五四・四公斤的女士，她有十七・二平方尺的皮膚，重量達三・四公斤。

就像身體中的其他器官一樣，它是由無數的細胞所組成。主要有兩層，最外邊的是表皮，是死的細胞，裡面那一層則是活的。

每隔三至六週，表皮會再生長，所以永遠不會變老。新細胞從老細胞裡面開始生長，而堆積往外發展，直到離微血管太遠，無法得到氧氣，也無法排除多餘之殘渣，終導致細胞萎縮而死亡成為外層表皮。

當這些細胞到達最外層時，這些表皮雖然失去了生命，但仍還擁有色素及其他物質：有些可能在你清洗時，被水沖刷帶走。就像其他細胞一樣，這些細胞一樣含有蛋白、脂肪及碳水化合物。

皮膚上有很多的毛孔，而每一毛孔都有一汗腺。汗腺是由內層的細胞生長出來，可產生及排泄出汗來。當這些汗蒸發後，就可使你清爽有勁，而當天氣變冷時，毛孔就會緊閉而保留體溫。

皮膚下有密佈的微血管，可提供需要的營養、氧氣並帶走不要的廢物——二氧化碳。當然，血管中的其他物質也會跟著進入皮膚。例如，抽煙會有尼古丁及其他毒素，吃大蒜敏感的人可從你的皮膚聞出來，吃藥也一樣會進入你的細胞中。

皮膚的功能

皮膚會使你免於受陽光、化學物、細菌及其他無數環境的侵擾。它是如此防水，所以你在雨天不會膨脹，晴天不會乾旱。由於有一層脂肪，它具有避衝擊之功能，使內部器官免於受傷害，且可阻絕寒冷的侵襲。

皮膚是十分敏感的：在皮膚下有密佈的神經線，與毛髮相連，因而可以告知體內外的狀況。當感覺冷時，就會調整血流而保存溫度。如覺得熱，就借由汗腺的水分蒸發而使體溫下降。皮膚能同時感受到溫度、觸摸、壓力、光線，空氣流動及溼度之變化。

荷爾蒙的變化會影響皮膚，同樣，酒精、咖啡因、尼古丁、其他吸食藥及感情都會影響。事實上，皮膚會反應我們的心情，它會告訴周遭的人我們究竟是生氣、緊張、沮喪、或輕鬆。它會告訴我們周圍環境發生了什麼變化，同時也告知別人，我的情況是如何。很多的疾病可預先由皮膚反映出來。蒼白的臉表示缺鐵，紅點意謂腸胃有問題，眼瞼脹大，可能腎臟不佳。皮膚也會反映良好的健康，如果表面光滑，色澤亮麗，也就是說你很健康。

太陽與皮膚

我們需要維他命D以維持生命，而要有充足的量才能繁榮。基本上，我們可以從食物中獲得鈣，它可使牙齒及骨骼強健，調節神經線並幫忙控制血壓。

從胰臟產生的膽固醇可經由皮膚下的血液傳遞。具有高能量的陽光穿透皮膚而使膽固醇轉化成維他命D。

陽光與皮膚色素　太多的維他命D是有毒的，導致鈣儲存在軟基素中，包括血小板及腎臟中。早期的症狀是頭痛、噁心、嘔吐及腹瀉。如果再多，則會致命。

如何才能避免過多的陽光呢?我們的皮膚會自動調整進入皮膚中的紫外線。淺色的皮膚會讓紫外線穿透較多，而深色皮膚則較少。

居住在北回歸線與南回歸線之間的民族，它們的皮膚一般說來較暗、較黑。而靠北的地方，如蘇格蘭或拉布蘭，其皮膚則較白、較淺。經由長時間的演化，我們的身體已本能地能控制膚色與維他命D的關係。

居住在溫暖區域中的民族，因紫外線強度之不同，而會有不同程度的色素。這就是為什麼意大利原始民族在夏天有較好、較黑的皮膚，而位於其間的法國巴黎市民卻有較淡的皮膚，卻也能產生溫和的黑焦色。此種製造色素的能力說明了較淺皮膚的人如果曝曬過多，並不會變黃褐色而是成黑色。所以如果有燒焦、燒黑的時候，就表示你曬太陽太多了。

在北極的地方，因紫外線穿透不夠，因此不會有上述問題發生。當太陽光穿越大氣層時，紫外線就會被過濾掉。所以如果太陽越低，紫外線越少。因此只有當這些淺皮膚的往南活動時才會有問題。

皮膚科醫生根據對陽光的敏感度而將皮膚分成六種類別。然後再區分成乾、超乾及油性三種。

乾性皮膚通常與淺色皮膚、藍眼及金毛髮相連。黑皮膚、黑頭髮的人通常有較厚、油性的肌膚。當然，乾性皮膚也是老年的一項象徵。

皮膚色素及油脂可防止皮膚變乾，因為那些死的表皮細胞會累積形成一隔絕層而使皮膚潤滑、有彈性及柔軟。

不要以為多吃油脂性食物就能使你皮膚變油。相反的，你應多注重EPA，GLA，維他命E及蘿蔔素。這些油會設法進入表皮，而使它充滿彈性又不會很快蒸發掉。

另外，維他命C也是皮膚的基本元素之一，蛋白質則能增加皮膚的強度。如果每天沒有吃天然的蔬菜及水果，至少需要服食一〇〇毫克的維他命C補充劑。

皺紋

年紀、曝曬、塗抹、吸煙，在污染環境下工作及憂慮，都會產生皺紋。產生的原因雖然有好多種，但經由良好的飲食及適當的日照都可改善。當年紀越大，荷爾蒙產生平衡變化、地心引力開始發揮其作用而人體器官失去再生長之動力時，皮膚就開始下垂而成皺紋。

實驗證明吸煙者比不吸煙者皮膚更起皺紋，而使外表年齡有五歲差距。因為有毒的化學物侵入血液中，所以即使是在污染的空氣環境中，化學毒物會侵入我們肺中，一樣會造成皺紋過多。

既然皮膚就是蛋白，而吸煙會妨礙蛋白的再生，我們就可以從此明瞭皺紋是如何產生的。吸煙首先會造成血液中的維他命C減少。蘿蔔素、維他命E及其他礦物質也受到影響。因為這些營養素的變化而使得肺失去了彈性，而增加了得肺病之機率。所以，如果你是個嗜煙者，請馬上停止！如果你是在污染的空氣環境中工作，請多服維他命E及蘿蔔素。它將使你減少皺紋並防止老年得肺硬化。

淺皮膚的人，紫外線會直接射進內層皮膚而妨礙生產連接基素。這可經由多吃維他命C及蘿蔔素而預防。如果你又吸煙又曝曬過多，則必須同時服用維他命C及E、蘿蔔素才可抵抗。

每天十五至二十五毫克的蘿蔔素可幫助調節紫外線並減少陽光傷害。因為它可保護維他命C，使它產生正確的連接蛋白而使皮膚不致太縐摺。維他命E，每天五十IU或每三、四天四〇〇IU，可防止老人斑。而老人斑的形成正是因紫外線、抽煙及其他毒素而造成的色素累積。

當然，防止皺紋、皮膚色素斑點，及一般老化等問題的方法就是避免曝曬，不要抽煙及待在污染空氣環境中。如果你在城市中工作，也許無法做到上述三點，但起碼可以迅速地補充。

重複的擠壓也會造成皺紋，比如魚尾紋的產生就是因我們對陽光或煙霧斜視的結果。戴上太陽眼鏡及戒煙就可防止再發生，同樣的，皺眉或其他不良習慣也會引起不必要的皺紋。

消除皺紋的最簡單方法就是放鬆臉部肌肉，每天找空閒，閉上眼睛一分鐘，並完全地放鬆心情，這就可使血液循環周全，流至臉部各部位，恢復正常的新陳代謝。另外，避免斜視或皺眉也是方法之一。

飲食秘訣

改善皮膚與皺紋的飲食方式有數種。其中二種天然油最有效。一是EPA，來自魚類，另一是GLA，得自夜間櫻草及黑醋栗。

第二章中的長壽食譜已含有足夠的油供一般人使用。但對較乾、淺性皮膚者而言，藍膚色，冷水魚（例如鮭、鮪、鯖、鰈）及使用亞麻、芝麻、亞麻仁種子油較佳。

EPA補充劑　鱈魚油或其他膠囊的魚油可增加EPA。每一膠囊應含有至少一八〇毫克的EPA。但每天應至少服用五〇〇毫克的EPA。如果你那一天沒吃魚，就該補充一匙的鱈魚油，三顆EPA膠囊或三匙的亞麻油。

GLA　一顆夜間櫻草膠囊就足夠一天GLA所需。

纖維素　如果每隔二十四至三十六小時就能排除淡黃色的糞便就表示有足夠的纖維素。飲食會影響皮膚，長壽食譜會提供你足夠的纖維素，維他命及礦物質。但下列事項可確保你的皮膚更完美。

鐵　你有根據第二章所要求的，補充營養素嗎？每天至少要有九毫克。

鈣　你每天有吃三道奶製品嗎？如果沒有，以二〇〇毫克補充劑補充。

蘿蔔素　依第二章的建議，以獲得不同顏色的果菜。為確保起見，每天可再補充五（最好是十五）毫克。如果你是淺皮膚、黑眼珠，則須再補充十五毫克。蘿蔔素是自然界中最有效的保護器，它可使菠菜及甘藍更加綠。人體可將它轉變成維他命A，而多餘的可保護膜狀蛋白質免受外界傷害。

魚油 如果你不吃魚，每天要吃一匙的鱈魚油，如不喜歡那個味道，至少服食八〇〇毫克魚油膠囊一至三粒。

營養的重要性是人盡皆知的，如果你不想健康，你也就不會讀這本書了。所以你需要比別人更用心，再回頭看看第二章，你是否有遵照它的建議呢？如果能達到它的要求標準，你將會很健康。

年輕的皮膚

散發健康氣息的皮膚是任何人所祈求的。但光用想的是不夠的，在年輕的時候固然可以不必擔心，但一過了三十歲你就必須經常地保養、關心。而習慣的好壞也會影響皮膚老化的程度。

我們可以做一個皮膚彈性測驗，用手指捏起手背上的皮膚，數五下再鬆手。看看在數至三之前是否已回復正常，如否，則表示你的皮膚已開始老化，失去彈性了。

＜色彩的特質＞

此三名婦女各有不同的色彩特質。請依次地注視她們並決定以何種形容詞才能最適切地表達你對她們的第一印象；如輕鬆、黯然、沈默、鮮明、冷淡、親切等。想知道你是否說對了嗎？答案就在一四四頁，同時它還告訴你如何認識自己的色彩特質！

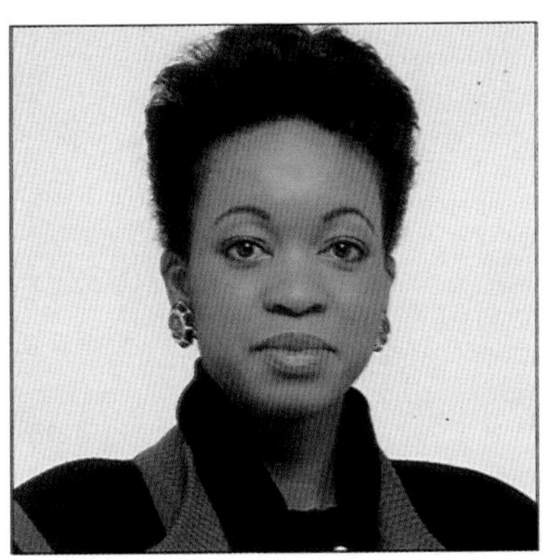

Avis

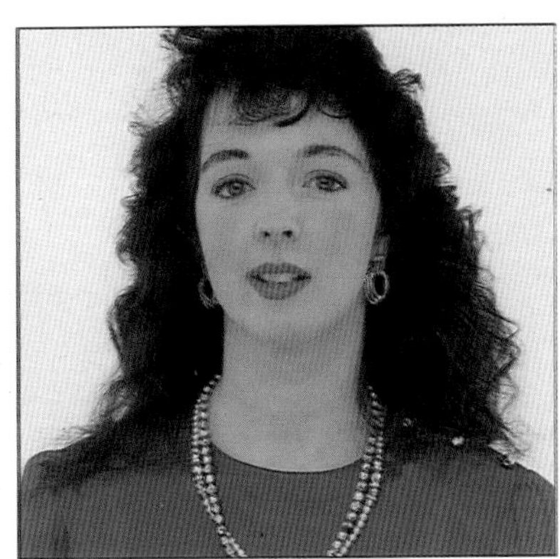

Susan

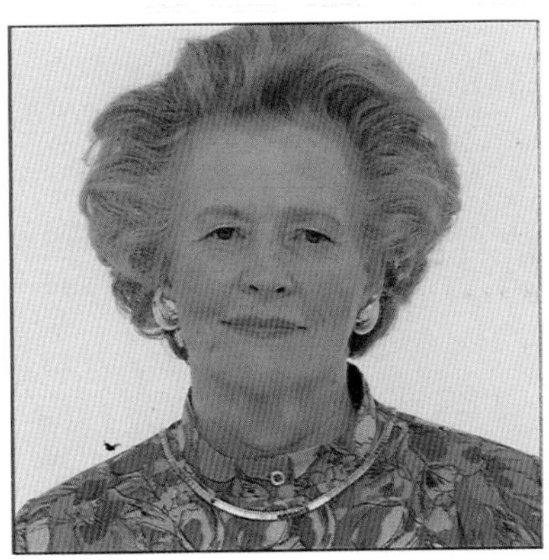

Ann

18種色系

依據你膚色的特質，有一些色彩的明度和彩度會讓你比別人更為出色，比如說，假如你是深膚色……？

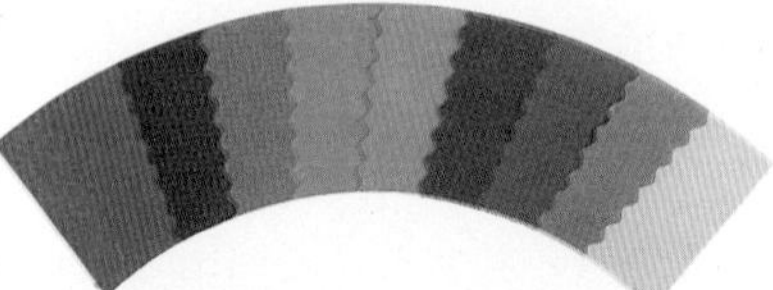

暗色系（由左至右）
赤紅、桃紅、紅紫、淡藍、藍色、Teal Blue、松綠、深綠、橄欖綠、淡黃。

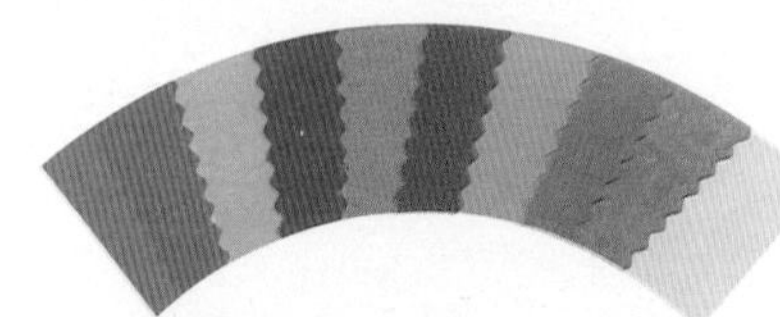

暗亮色系（由左至右）
深粉紅、深紅、艷紅、亮葡萄紅、藍紫、寶藍、磁藍、綠色、翡翠綠、鮮黃。

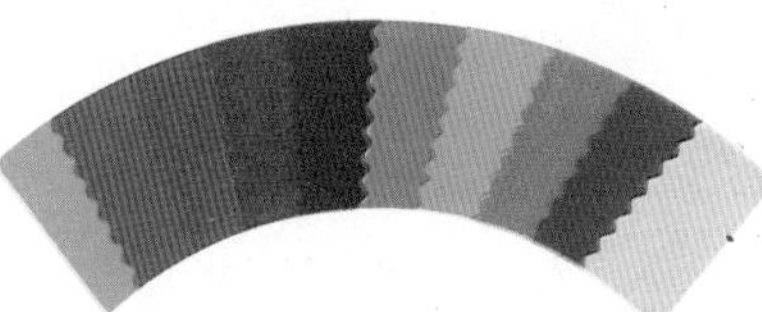

暗澀色系（由左至右）：
橙黃、褐、鐵紅、暗紫、海藍、赤褐、青綠、暗綠、咖褐、棕灰。

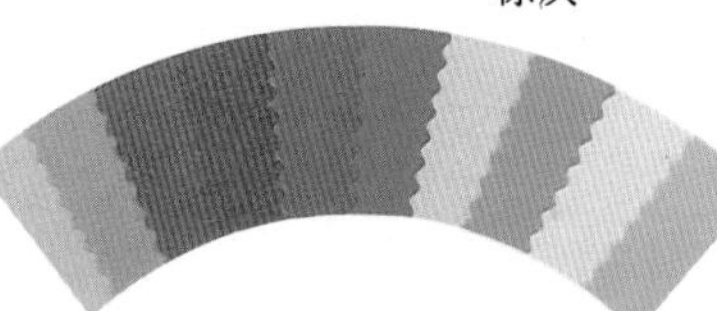

淺色系（由左至右）：
淡粉紅、亮橙紅、深紅、綠紅、中紫藍、中藍、淺灰藍、淡藍綠、綠黃、淡藍灰。

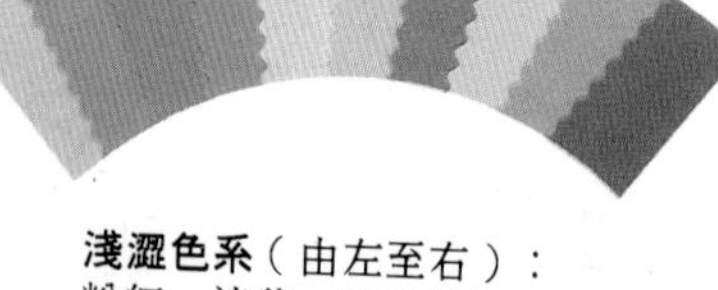

淺澀色系（由左至右）：
粉紅、淡紫、玫瑰粉紅、紅褐、深藍綠、淡寶藍、天藍、灰藍。

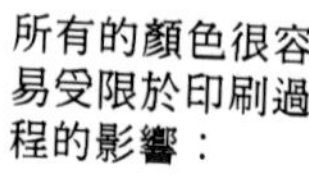

所有的顏色很容易受限於印刷過程的影響：

淺亮色（由左至右）
暖淡粉、珊瑚紅、亮粉紅、鮮紅、金褐色、淡藍、淡金黃、淡寶藍、淡黃。

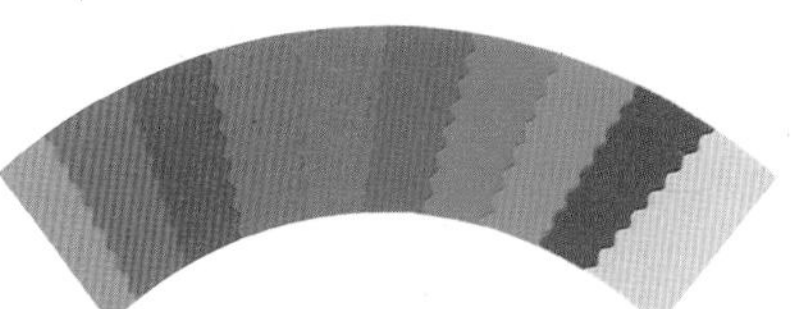

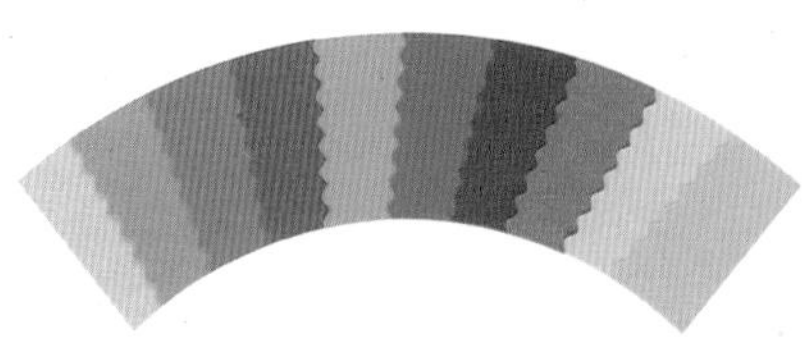

鮮色系（由左至右）
艷紅、鮮紅、赤紅、中紫藍、深淡藍、藍、磁藍、熱青綠、綠色、鮮黃。

鮮淺色（由左至右）
桃紅、亮橙紅、鮮桃紅、亮紅、翠綠、淡藍、淡海藍、鮮寶藍、淡金黃、淡暖灰。

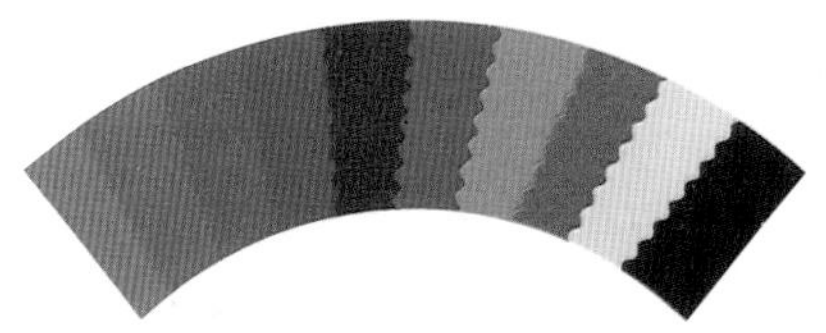

鮮暗色（由左至右）
深粉紅、深紅、藍綠、Bright Borgund、紅紫、淡綠、翠綠、檸檬黃、黑色。

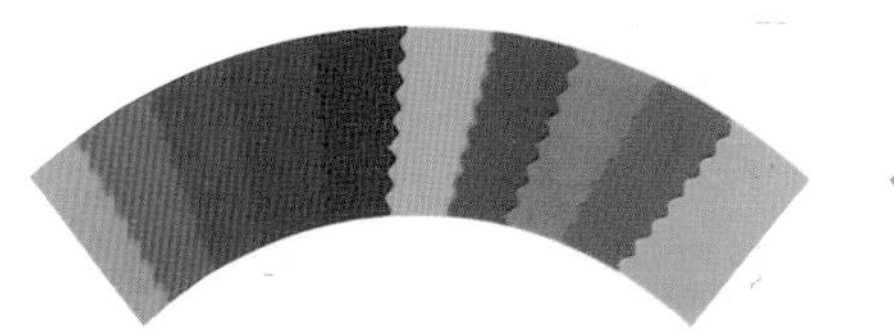

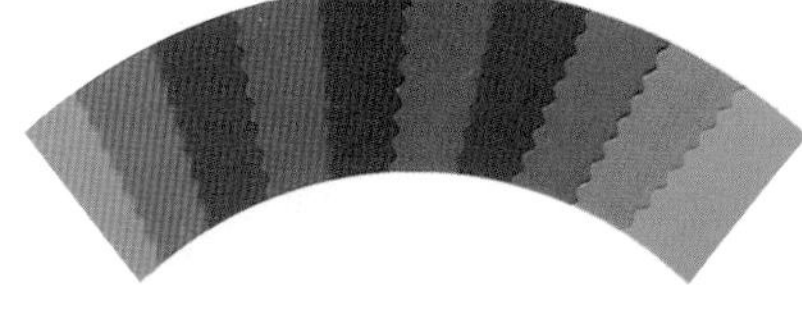

澀鮮色系（由左至右）
深杏黃、西瓜紅、Muted Burgundy、暗紫、灰藍、碧綠色、橄欖綠、紅褐、綠灰、金色。

澀暗色系（由左至右）
橙紅、龍葵、暖紫色、桃紅、暗巧克力棕、暗綠、深綠、teal blue、黃灰、茶色。

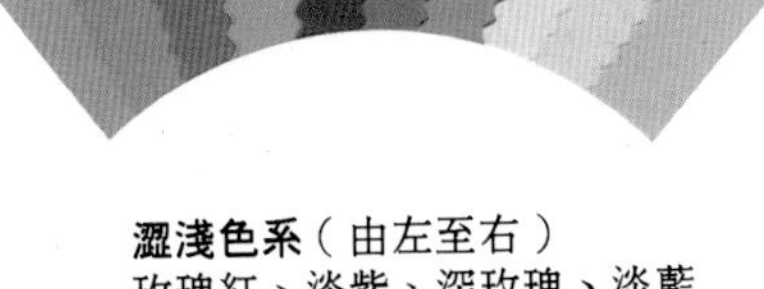

澀淺色系（由左至右）
玫瑰紅、淡紫、深玫瑰、淡藍、棕藍灰、深藍綠、棕藍綠、淺檸檬黃、粉藍、淡藍灰。

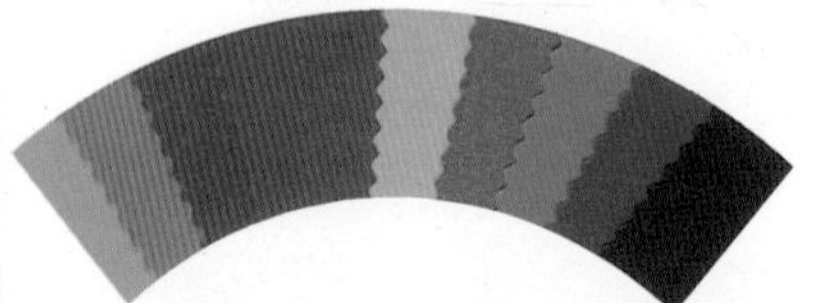

暖色系（由左至右）
桃紅、橙紅、亮橙黃、褐、棕黃褐、冷黃、亮黃綠、青綠、Teal Blue、暖紫色。

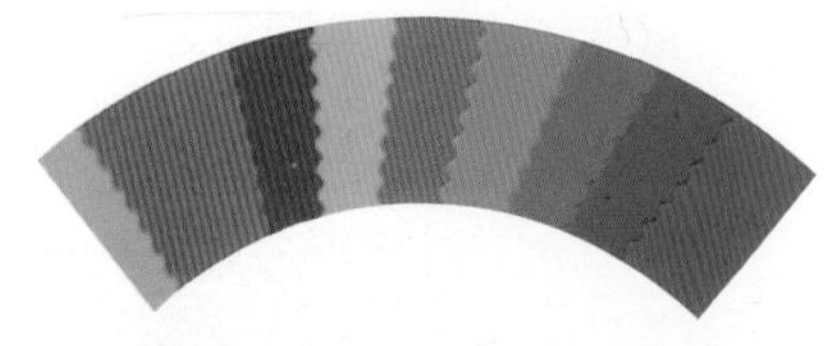

暖亮色系（由左至右）
淡杏黃、珊瑚色、橙、橙紅、淡金、金褐黃、鮮寶藍、灰綠、青綠、淡藍。

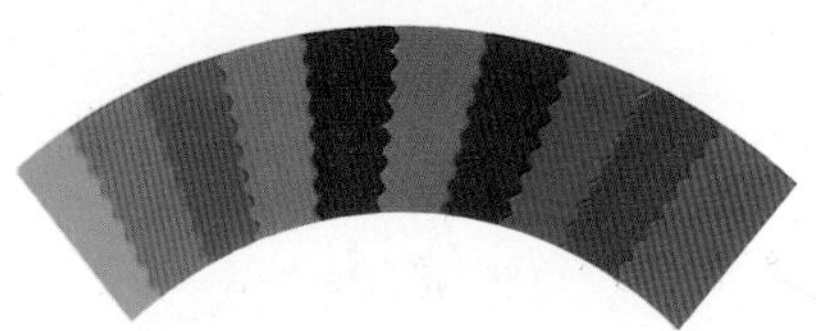

暖暗色系（由左至右）
南瓜、赤偈、桃紅、棕銅、深巧克力褐、橄欖綠、深綠、暗淡藍、暗紫、暗番茄紅。

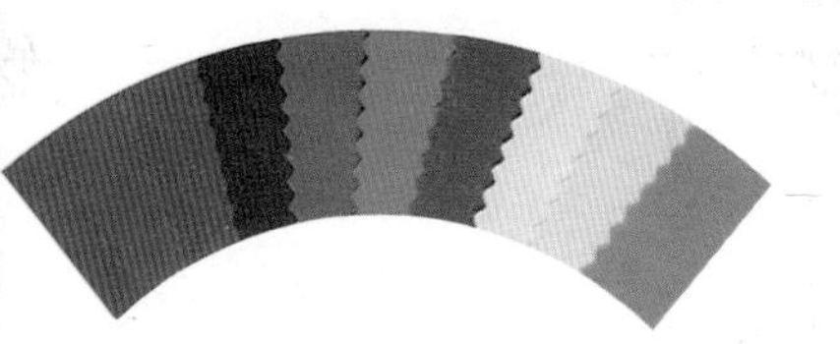

冷鮮色系（由左至右）
紫紅、李紅、藍紅、灰海藍、灰藍、深藍綠、翠綠、檸檬黃、紅灰褐、紅棕。

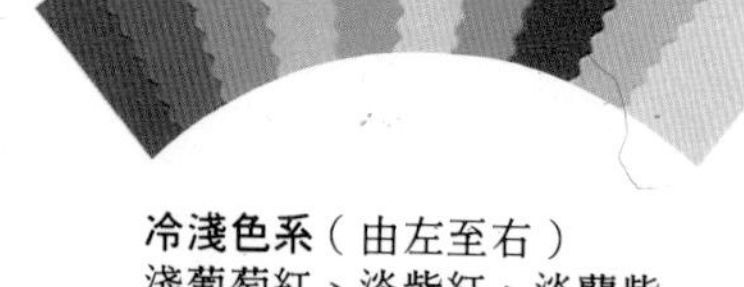

冷淺色系（由左至右）
淺葡萄紅、淡紫紅、淡蘭紫、粉紅、淡紫、粉藍、棕藍綠、棕藍灰、淡藍綠、淡檸檬黃。

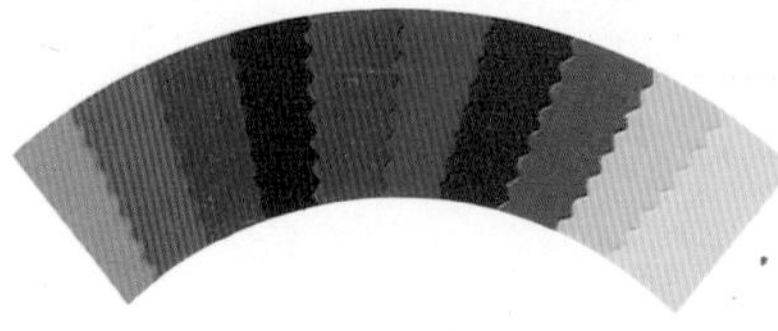

冷暗色系（由左至右）
艷粉紅、深紅、紅、紅紫、寶紫、鮮葡萄紅、寶藍、黑灰。

永遠的年輕、嫵媚

那些以外貌為生的人都知道，他們必須使自己隨時看起來都好看，例如電影明星和模特兒，他們是保持永遠年輕形象的高手。

以瓊考琳斯（Joan Collins）和雪兒（Cher）為例（如下）你可以想像瓊考琳斯這兩張相片，年齡相差35歲，而雪兒的這兩張相片，年齡相差大約22歲嗎？

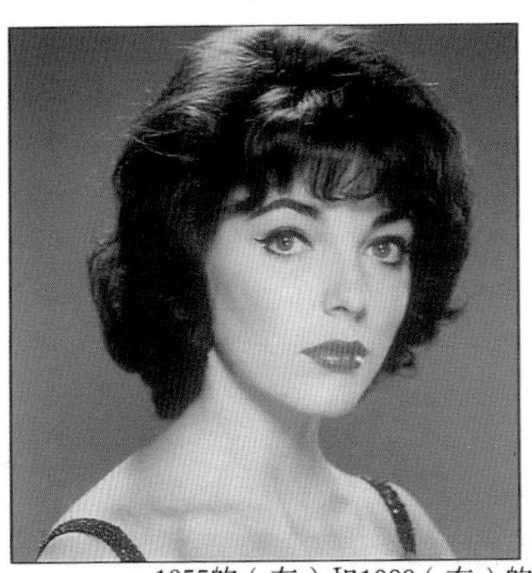

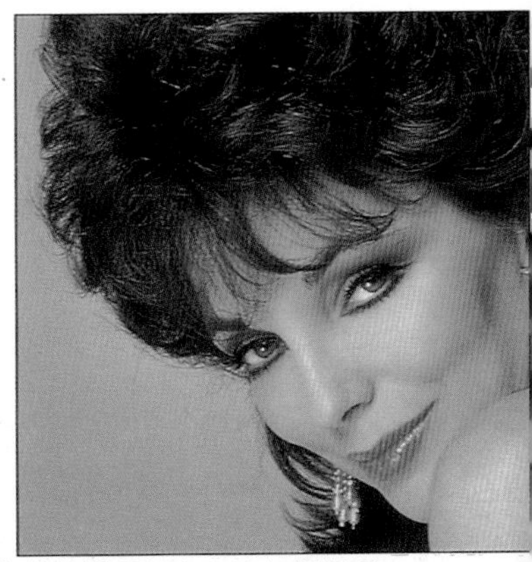

1955的（左）和1988（右）的瓊考琳斯看起來永遠年輕好看，她是在1933年出生的。

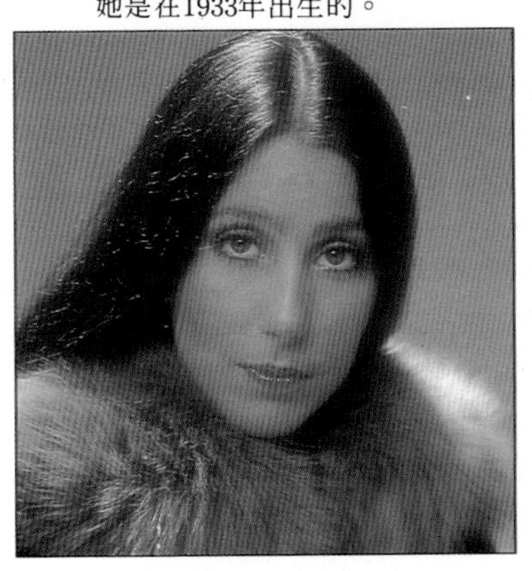

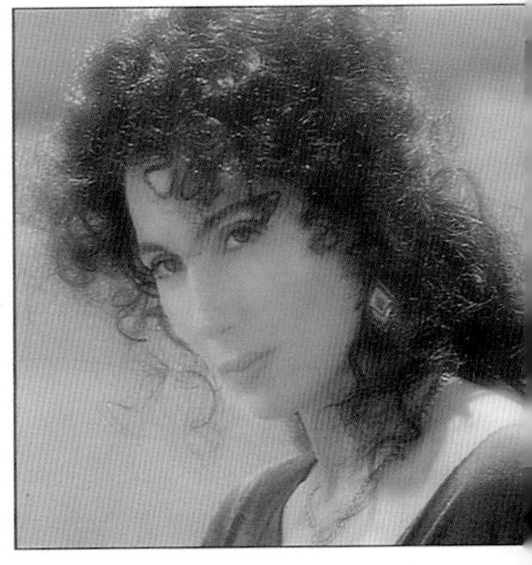

1965年（左）和1987年（右）的雪兒，雪兒是在1946年出生的，注意她在不同時期所做的改變，長又直的頭髮在60年代是很流行的，但是在雪兒身上看起來卻很土，而且看起來又老氣，使她黯然失色！

高明的轉變

你並不須像電影明星一樣，永遠保持美貌，依照這本的建議，你可以成為合自己味道的明星，而且不要忘記，只要改變個髮型、化妝或穿著的顏色，都可以使你變得更年輕更迷人。

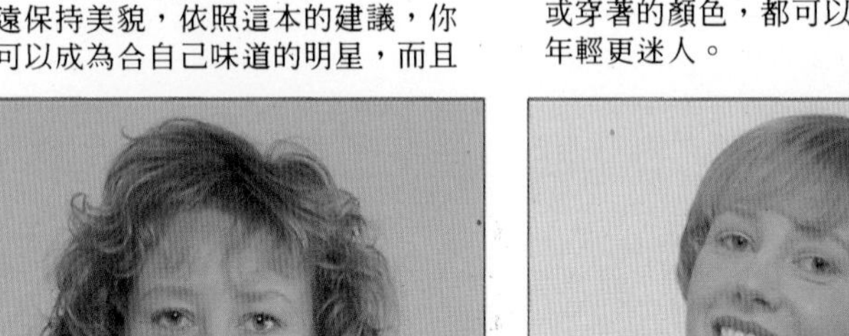

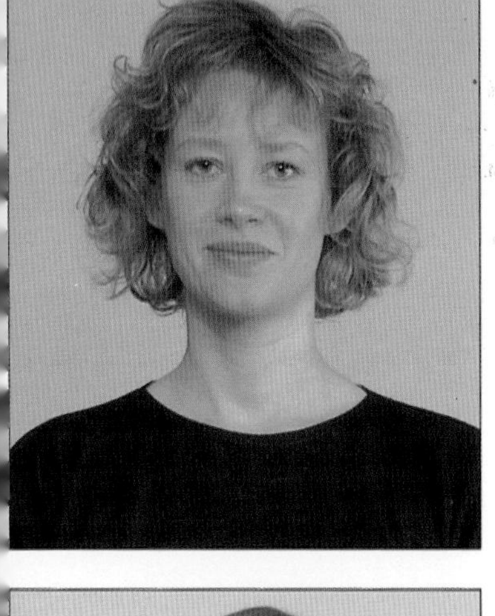

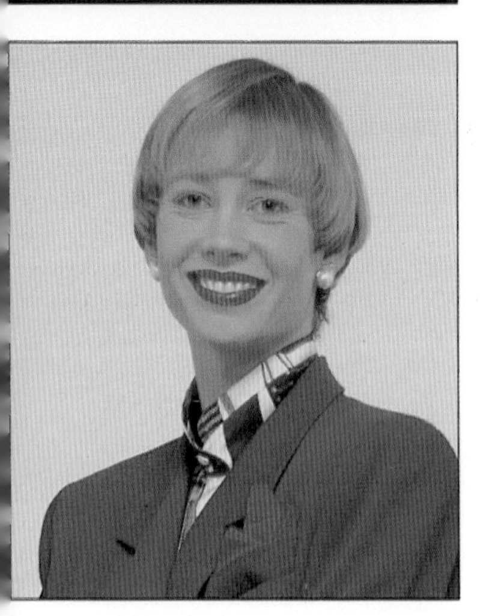

莎莉的膚色白皙又有光澤，在第一張圖片中（上左），莎莉穿的黑色上衣，對她而言，顏色太黑而且老氣。使得整個人看起來像是拉著臉，而頭部和身體也連不起來。

（上右）莎莉穿著和自己膚色十分搭配的淡亮色，淡亮的腮紅、明亮的唇膏，而讓莎莉本身的膚色和白裡透紅的皮膚顯得更為生色，她的細細頭髮剪得有層次，使得臉更加柔和，也強調出顴骨的特色，淡金、杏黃的顏色正好和頭髮顏色相搭，而且更加明亮，使莎莉的膚色更加完美。最重要的是，莎莉喜歡這種更清新年輕的外表。

圖左下說明了莎莉如何從淡色系環中，穿出更圓熟的商業形象。

約翰・葛斯塔天森依照沙宣沙龍的比利克里所設計的髮型做化妝。

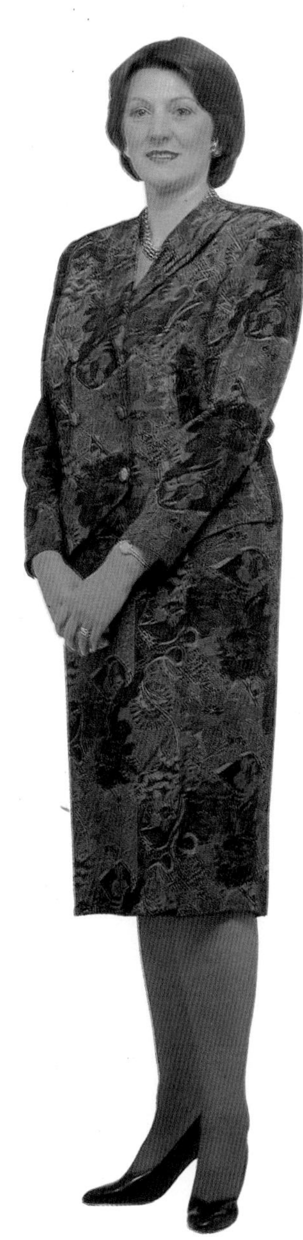

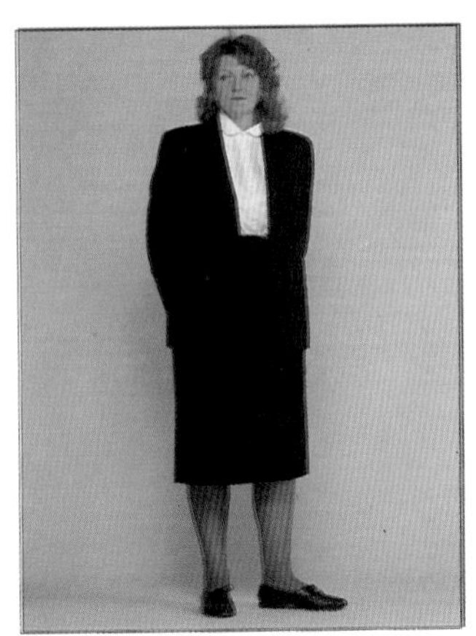

安的膚色深又有點傾向鮮明，她的尺寸是UK（英制）18（美制16）而且她的體型是橢圓形。

上圖，安身著深藍搭配著白色，整合在直線的型式下，使她看起來嚴肅又凝重。

下圖，安身著灰色西裝，搭配著中黃褐色的短上方，使她看起來非常典雅，又不會咄咄逼人。安重新設計的頭髮使她看來世故圓熟，而且使她的臉看起來修長，又更加的年輕！栗褐色的穿著，烘托出安的自然膚色，並且使她更加亮麗！

在主圖中，安從她深色的色環中設計了一件2片以teal blue為底的衣服，花俏的剪裁和柔和的領口使她看起來更加苗條，而且給她一個到處合宜的形象！安對這個效果感到高興！

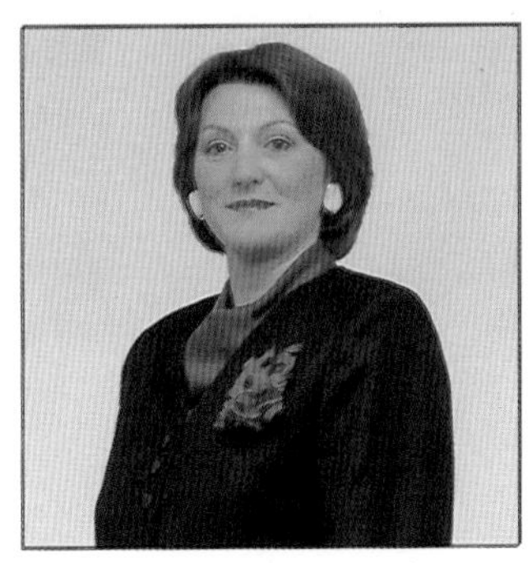

如何保持個人的風采

另外一個為大家所熟悉的例子是勞勃瑞福（Robert Redford），他看起來和20年前一樣好看，圖上的第一張照片是1967年所拍的，第二張則是1988年，在這兩張照片中，他都散發著一股健康與活力，他是在1936年出生的。

第二張照片也顯示出帶眼鏡並不會使他顯得老氣。仔細地挑選適合自己臉型和膚色的眼鏡，可以讓他們成為衆所矚目的焦點。詳細內容請看181～186頁。

毫無疑問的，勞勃瑞福和其它人一樣，必須很努力地保持他的形象。很明顯的，像他這樣的人，這些努力和自我節制都是非常值得的。

也許我們一生下來就沒有那種電影明星的美貌，但是我們可以藉著好好保養自己、關心自己的容貌及隨時表現自己最佳的形象來充份發揮自己所擁有的特質，況且，誰不想看起來更年輕更好看。

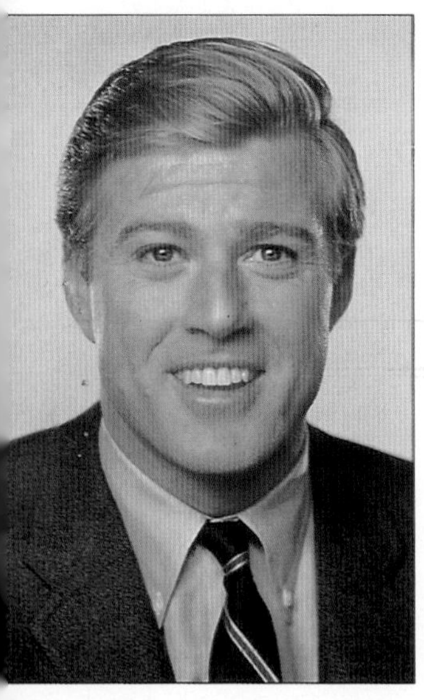

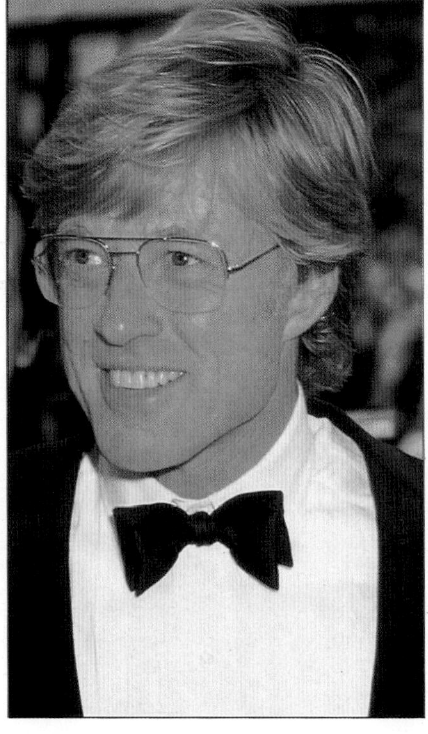

前一段我們已告訴你不良的飲食、曝曬、壓力及不良的習慣會導致皮膚下陷、起皺紋，所以現在我們就教你如何防止。

其實每天皮膚保養並不佔用很多時間，且每花一分鐘即可獲得上千倍之回饋。而防老的保養品中含有基素，可促進細胞再生，充滿活力，因而使你有更年輕、更健康的外貌。

女性的皮膚保養

無論你有多好，多乾淨的皮膚，下列事項都會令你有意想不到的效果。

步驟1　用香皂或洗面乳洗淨塵土，使臉部感覺乾淨、清爽。每週三次用乳霜擦拭表面細胞，或用限制面罩刺激血液循環。

步驟2　用精煉機拔除不要的死皮，並準備潤溼機及保護器。選擇不會破壞天然保護層的那一種機器。皮膚會送訊號給大腦，而大腦就會告知把多餘的油脂堆積於皮膚上。

步驟3　使用具有UVA及UVB保護的白天潤溼機。它們可以改善皮膚之張力，堅固性及平滑。

步驟4　晚上臨睡前，用補充乳霜輕輕抹於臉上，以便滋養及恢復皮膚彈性。

男性之皮膚保養

越來越多的男士也開始注意臉部保養而選購保養品。所以不要害羞，一起加入我們吧！

步驟1 用香皂或洗面劑清除臉上髒土。

步驟2 每天應把刮鬍子視為例行工作。尤其是溼性，可幫忙清洗死去的細胞，增加美觀。再用清潔乳清洗未刮的區域。

步驟3 刮後用冷水或不含酒精組和劑的水清洗臉部，以便毛孔收縮。再用光滑、不含氣味的潤溼機潤溼。

乾性刮鬍刀 應一起使用清潔乳，如此才可使細胞再生，改善皮膚吸收氧氣的能力。乳霜可除去硬化的細胞，避免造成臉部僵硬。每天應清洗兩次。

我們的皮膚

也許你自己也明白，不論你的皮膚是那一種型式，都有好處也有壞處。現在就讓我們來看看那些地方可能會出問題以及有何方法可解決。

油脂性皮膚　在年輕時是一項很好的資產。如果你保養得很好，年紀大了都不成問題。雖然在年輕時需要經常清洗，但它可使毛孔張開，減少黑斑，比乾性皮膚好太多了。

但是過多的油脂也會造成皮膚問題，所以請遵守長壽食譜及下列建議事項。每天儘可能地多用香皂或清潔劑清理。並按摩皮膚以去除死去之皮細胞，同時促進新陳代謝以便有個更年輕、更新的外貌。每天都要以保護的潤澀機漂洗，臨睡前的潤澀更不能少。

如果有出疹，可以從藥劑師那兒得到硫磺及苯基混合物，可在家自行處理。但是如能尋求皮膚科醫生的協助，也許可避免病情的進一步惡化，同時也能治療其他的併發症。

乾性皮膚　在青少年二十餘歲時，會顯得十分光滑、透澈。如果沒有適當的照料，皺紋都會一一呈現。因為對天氣及心情好壞都十分敏感，所以過敏、微血管破裂、出疹等病症都很容易引起。

但是，只要我們好好照料，它有很旺盛的再生能力。首先，避免憤怒，使用化妝品、香水時請小心。經常用乳霜或清潔劑清洗。白天時用高單位的UVA潤澀劑保護。晚間，則用專門為乾性皮膚設計的乳霜敷飾。

超乾性皮膚　所有的皮膚，特別是乾性的，都可從乳霜或蘇打混合劑（通稱的Na.PCA）

中獲得良好效果。這些可以在皮膚中自然產生又能吸收溼氣的良好物質，透過商業性良好的包裝，呈現在噴液器中，以加速及刺激我們皮膚的反應。它也不會破壞你的化妝，使你有一個自然的臉孔。同時它也是兩次洗髮間非常良好的安定劑。

每週一次用調節面罩配合一小片除溼紙或夜間霜詳細清洗。對於嘴邊的線條及皺紋，每週三次用乳霜或其他令皮膚感覺舒適的乳劑漂洗。

中央空調也會使皮膚乾燥。如果沒有溼氣機，放一碗水於通風口也可以。

最後，遵造我們的長壽食譜及經常運動，並選擇適合的顏色。

水性皮膚　皮膚因為堆積毒素而顯得擁腫或膨大，就是水性皮膚。這表示你必須改善你的循環系統，才能使功能恢復正常。

臉部按摩及運動會改善皮膚的顏色及循環系統，且幫助排泄不必要的廢物及水分。如果情形十分嚴重，美容院有一種為臉部特殊處理的方式可治療，或者也可向皮膚科醫生求救。

按摩的好處

在二十歲時也許你的皮膚仍然堅硬，但線條很可能已開始出現。三十歲時額頭已有皺紋。四十歲肌肉開始下陷鬆落。五十歲時早期疏忽的結果一一呈現。所以，永遠不會太早，也不會太晚照顧你的肌膚。

下面數頁適合男女的臉部按摩技術，是得自著名的好萊塢化妝藝術家威斯特莫。他相信無論你是年輕、中年或老年，你都能更具吸引力，也因此會更具信心。想想這個道理吧！它帶來的功效不只是表面皮膚而已。

讓我們在這引述威斯特莫的一句名言：「當一天二十四小時逐漸變老之時，為什麼你不把那些時間用在化妝使自己更年輕、更漂亮呢？」

臉部按摩

臉及頸部的肌肉可經由按摩而改善其功能：

- 額頭肌肉控制眉毛外觀。
- 眼肌肉控制眼瞼的移動及表情。
- 嘴肌肉決定嘴及嘴唇之形狀。

・下巴及顎控制下巴及顎的堅固性及線條。

・頰肌肉控制頰的堅固性。

下面的臉部按摩技術著重於臉。為了要有良好效果，你必須至少每週練習三次。臉部按摩也是消除壓力的一種方法。現在放鬆臉部肌肉，再用手摸摸，你就會發覺在額頭與下巴處有多大不同。當然，你也可能皺眉、惱怨為何還不能減輕。

開始前之工作

打開此書，在穿衣鏡前站直。注視鏡子，回想教你的技術，如果你學會了這些手部運動，就可在每次洗臉後進行按摩。

每天選擇一個可完全放鬆又不會受打擾的時間，例如洗澡前。

・在鏡子面前，舒適地坐下。

・將乳霜塗於已清理乾淨的臉及頸上，以使你的手指能滑動於皮膚中。

・用輕微力，旋轉摩動，用指尖往上，往外方向，施於臉上。絕不要拉扯你的皮膚。

頸、下顎、及雙下巴

在喉嚨的底部，用右手手指的扁平部分輕輕壓住，往上推移，手也逐漸往上超過喉嚨，直到接近左耳。同樣重複以左手接觸右耳。每一邊各做五分鐘，或只要你仍覺得舒服，可一直延續下去。

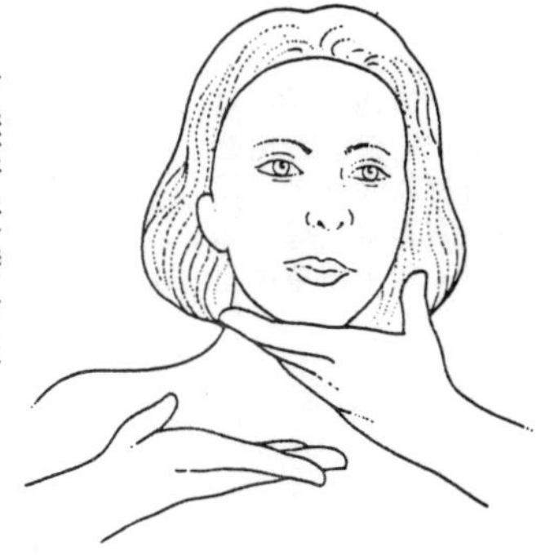

下顎及雙下巴

將手肘置於桌上，兩手成杯狀托住下顎及下巴，用關節輕輕地從下巴往上揉，直到耳朵。每一次往前四次，再往後四次。重複此一動作五分鐘。假定手及手指都有良好的抖動能力。

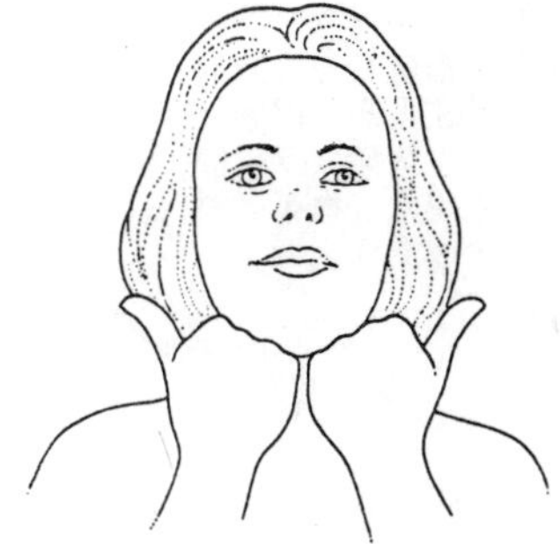

放低兩頰

將大拇指置於下巴（與嘴角齊線）以幫助穩定此一運動。兩手的其他三根手指置於兩頰的最低處，往上下圓圈式地推擠直至耳邊。

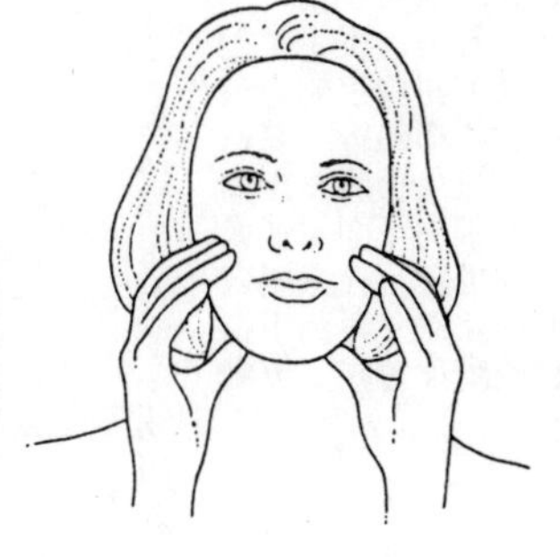

額頭

用兩手的指尖接觸位於鼻子上端的額頭。用輕微的力量將額頭往上搓揉，從眉毛處直至髮緣。兩手往外移一些，再重複上述動作。

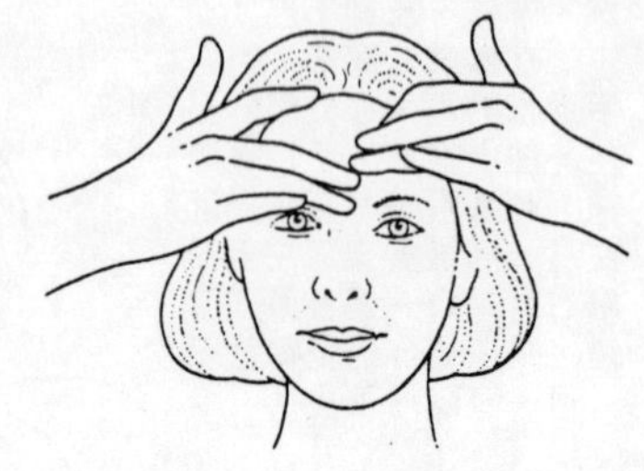

對水平線而言，將左手所有手指置於右太陽穴或右手於左太陽穴開始。緩和地從左太陽穴橫越額頭至右太陽穴，撫平皺紋。重複上述動作六次。

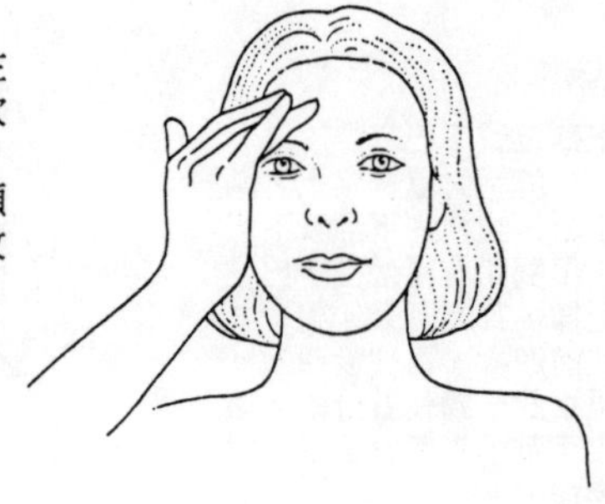

眼四周

溫和地使用手指，不可推壓太用力，也不要捏或拉皮膚。將兩手的中指置於眼的內部邊緣。默數一、二、三。再將食指與中指置於眼的下面，往太陽穴方向推移。在太陽穴附近旋轉按摩。再將手指移回起始點。重複上述動作五次。

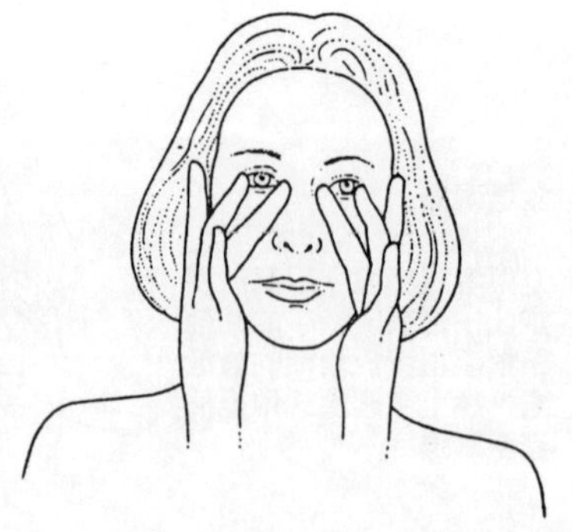

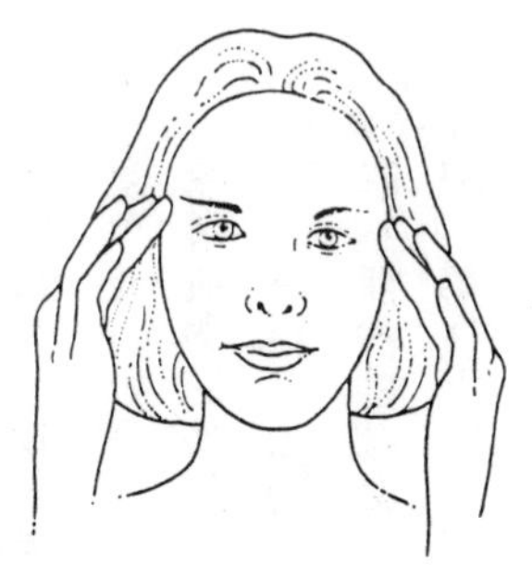

下眼瞼

在鼻子中間，用你的右手中指上下推移數次。接著以兩手在鼻兩側，以小圓圈活動，將指尖往上、往外數到8直至太陽穴（依照你的下眼瞼骨骼結構）。最後再以同樣次數往下回滑至鼻兩側，重複五次。

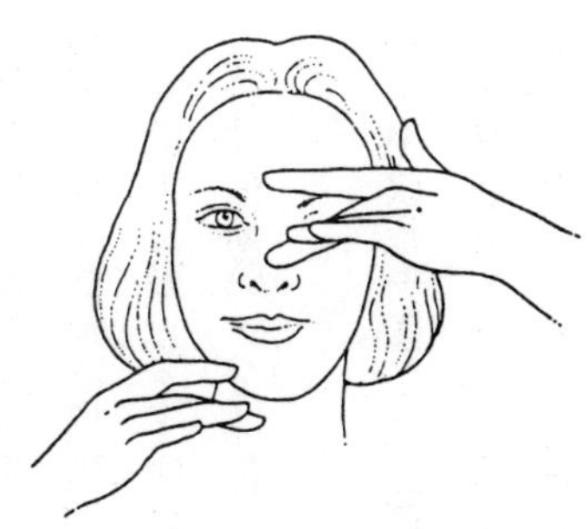

降低唇及笑容線

在嘴角用手指輕揉成圓形狀，往上、往外活動5次。接著再以兩手的中指將嘴角迅速往上推壓五次。

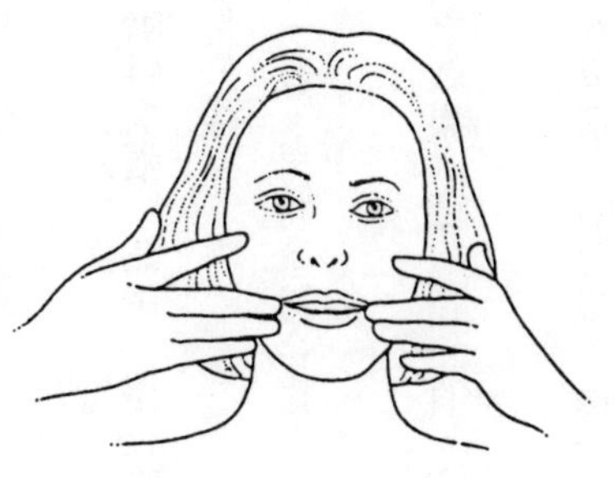

為彈性而做的臉及頸部運動

在駕車途中，或在家清洗地毯，等待加油，或不得不做一些無聊的工作時，都可以做做下面的臉及頸部運動。選擇與你最相關，最適合你的那一種，並不斷地重複直至你覺得十分舒適為止。

嘴邊的肌肉　緊閉你的唇，再儘可能地張大。

下垂的唇線　緊閉唇，再儘力地往兩側拉開微笑。

放輕鬆嘴、頰及鼻到嘴的線　在牙齒及嘴唇緊閉之下，運用上嘴唇次脹一汽球，停止吹氣，數到十。移到嘴的左側，同樣再數到十。下嘴唇、嘴的右側也是一樣。

嘴唇肌肉的放鬆與拉緊　將牙齒緊閉，分開你的嘴唇好像在笑一般。再將嘴唇合攏，張大眼睛。重複上項動作。

眼瞼肌肉的運動　可治療魚尾紋及對眼下瞼之腫大有意想不到之效果。頭保持正直，向前直視。再往上瞧，往下看。眼珠也往右、再往左。

解決雙下巴　眼張大，嘴唇緊閉。接著儘可能使唇及眼接近。然後張大嘴與眼。每一步驟做十次。休息一下，再重複。

頸及肩部肌肉之放鬆及緩和　下巴下傾至胸部，往左旋轉至左肩，再回到中間。同樣移到右肩，再回來。每一側重複三至五次。接著小心地將頭往後仰，再往前回正，下傾。一樣地後仰、前傾各做三至五次。

第七章

年輕的膚色

要發揮你的外觀就是要把你最好、最年輕的一面充分展示出來。女性可經由化妝達到此一目的。保了正確使用外，選擇最適合自己的顏色、深淺也是十分重要的。

在本章中，我們將告訴你如何評估自己的膚色，並幫助你挑選最適合自己的化妝品顏色。在第八及十二章中，我們將提供建議，如何使髮色、衣服與個人特質相搭配。

顏色的六個特性

有關顏色的一項最重要特性就是顏色的搭配須注意使皮膚、頭髮與眼睛整體協調。例如，頭髮較黑就會使膚色顯得較實際白，同樣地，中度膚色在淺髮之下會較暗。眼睛也是如此，所以這三者的交互作用影響了你全體的外觀。

顏色是由三方面所組成的：濃度、透明度及底色。每一項又可分為二種情形，因此總共就有六種特性：

濃度可分為深或淺

透明度可分為明或暗

底色可分為暖或冷

經由此六種特性分析，可以知道你整體的狀況。什麼是你最先看到的呢？比如說第一印象是有淡淺的頭髮及眼睛，那你的第一個特性值就是淺。相反的，如果是暖和的頭髮、膚色及眼睛，那暖就是你的第一個特性。接下來再想想看，你的第二個顯著特性是什麼？

下面的度量表也許對你評估有所幫助。同時也請你參考下頁之說明及案例。

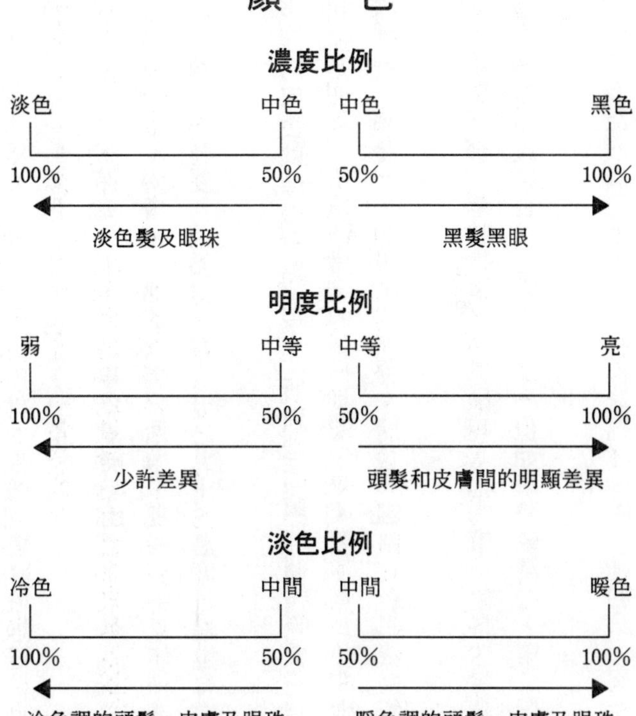

三個案例（請參閱彩色圖）

在我們進行下一步驟之前，我們先以三個實例說明。請同時參照前面的照片。

亞維士　有一頭黑髮，黑棕眼睛及中至深的膚色。那麼六個特性中，那一個是最能描述她的呢？毫無疑問的，「深」是她的第一個特質。因為她擁有百分之九十的濃度，使她有黑的頭髮及眼睛。

與她的黑髮及眼睛相比，中至深的膚色就顯得有點暗了。所以她的第二個特質就是暗（如果她的皮膚再中明些，那就可能是明）。所以亞維士的特性是深、暗，要注意，並非她的皮膚有顏色，所以她的第一個特性就必須是深。如果她的頭髮、膚色、眼睛在色彩濃度能相近的話，她的特性就會是暗、深。

蘇珊　黑髮、膚淺、中度藍、綠眼睛。那一個特性最能描述她呢？她的第一個特性將會是明，可以描述其百分之八十。第二個是可獲得百分之六十的深（但如眼睛較淺些，第二個特性就會是淺）。所以她是明、深。

安　中暖性金色頭髮，中暖性眼睛及淺暖膚色。那一個特性能描述她呢？她的第一個特性是百分之百的暖，第二個是中至淺（如果她的膚色再中性一些，將會是深）。所以她是暖、淺。

你自己的特性

現在來評估你自己了。試著挑選出最能代表你的第一、二特性。

這雖是一個最簡單，最進步也是最正確的方法，但一般人很難客觀地評估自己。如果你有這樣的困難，可以用消去法——把最不適合自己的剔除掉，如果還不行，可以請你的朋友或親戚幫你決定。記住，你是在評估你整體的色系——包括你本身種族的膚色。

選擇化妝品顏色

一旦你知道你的頭髮、皮膚及眼睛的顏色特性，你就可以挑選最適合你的化妝品了。如果挑選正確，它可以使你顯得更年輕些，畢竟超過三十歲時，化妝品的功能就不像在十六歲時那樣，為了顯得更成熟而妝扮，現在，我們是靠它來使得更年輕。

深明　深色頭髮、眼睛、膚色中等＝十分對比。

淺的粉底霜，中間色的臉紅色，淺至深的口紅。

深暗　深色頭髮、眼睛、膚色中等＝巧妙的對比。

中至深棕的粉底霜，中間的臉紅色，深至中的口紅。

淺明　淺至中的頭髮，中間的明亮眼睛，淺色皮膚＝淺至中的對比。

淺至中的象牙色粉底霜，中間的臉紅色，中度明亮之口紅。

淺暗　淺到中的頭髮，中間眼睛，膚色中等＝幾無對比。

淺至中粉棕色之粉底霜，淺暗之臉紅色，中暗之口紅。

明淺　深至中的頭髮，淺至中之眼睛，皮膚乾淨＝對比強。

淺至中象牙色之粉底霜，中間之臉紅色，明亮淺色之口紅。

明暗　深色頭髮，中或深眼睛，皮膚乾淨＝對比強。

淺至中自然粉底霜，中至深臉紅色，明至深的口紅。

暗淺　中至淺頭髮，中度眼睛，中庸皮膚＝有些對比。

淺至中粉棕色粉底霜，中暗臉紅色，中暗口紅。

暗深　中到深頭髮、眼睛、皮膚中庸＝稍有對比。

深象牙或棕色粉底霜，中暗臉紅色，中至深暗之口紅。

暖淺　中庸頭髮，淺或中庸眼睛，皮膚乾淨＝介於中與明的對比。淺至中象牙色粉底霜，中暖臉紅色，明暖之口紅。

暖深　中到深頭髮，中至深眼睛，皮膚中庸＝相當對比。中暖至深的象牙色粉底霜，中暖臉紅色，中至深暖之口紅。

冷淺　中庸頭髮，淺至中眼睛，淺至中皮膚＝中度對比。淺粉棕色粉底霜，中至淺藍粉臉紅色，中度藍、粉或紅之口紅。

冷深　中至深色頭髮，中至深之眼睛，膚色中庸＝中至深對比。中粉棕色粉底霜，中藍粉臉紅色，中至深藍、粉或紅之口紅。

唇　選擇唇膏時，記得以你的主要顏色特性為優先參考條件。比如你的特性是暖淺，則唇膏應該是暖淺紅、粉紅及銅黃色為佳。

找出最適合的粉底霜

選擇粉底霜時，應與皮膚具有相同濃度的色系為宜。比如淺色皮膚就應用淺色粉底霜。

雖然你可能立即找到兩、三種具有淺色濃度的粉底霜，但它的明亮度及底色卻不正確。所以你必須一個一個相互比較。比比看淺象牙色或淺粉棕色或淺灰棕色。在額頭上各抹上一點，待它與皮膚起作用後，再將其塗散。能夠顯露出自然光滑的皮膚之粉底霜，就是最適合你的。

那些仍會殘留在臉上的粉霜，將使你看起來更老。但一些更淺的粉底霜反而會使你年輕些。

眼的化妝品顏色

化妝眼睛時，記得淺色使眼睛突出，深色使眼睛深遠。

・想使眼睛突出，或看起來更大，就應在眼四周塗上最淺色。

・在想往回縮之區域，塗上深色色調。

會奪走對眼睛之注意力的色調或濃度都不適合。

當魚尾紋出現時，一個淺色調的人不適合在眼四周塗上深色色調。除非少量使用，否則一個深色色調的人也不適合淺色調的眼部化妝。用放大鏡找出適合眼睛的第二、第三顏色。

在皺摺及外眼瞼處使用深色調，眼瞼使用中間色調，而內眼瞼及眉毛處使用淺色調。

棕色眼　適合多種顏色：薄荷藍、淡紫色、桃色、橄欖色到棕色。至於深淺則由你的眼珠濃度而定。

淡褐色眼　有可能是淡藍褐色或淡綠褐色或淡灰褐色或淡棕褐色，會隨著所穿的衣服，或所處之環境而變化。挑選出第二、三種適合色。並以灰暗色調為主色調，以使其更明顯且呈現不同之色彩變化。

綠色眼　需要溫暖的底色來相配合：桃色、銅黃色、金色及天藍色。冷峻的綠色眼睛需要暗紫色或藍灰色。

藍色眼　在微暗狀態下不錯，但不適合亮藍及綠色。藍眼帶黃與寶藍、桃色、橘色及青銅色十分相稱。冷峻的藍眼睛則適合灰色、藍灰、深紫及紫色。

眼鏡族　因有鏡片關係，顏色比正常時多一點。

嘗試越多，你的自信也就越高。用剩餘之殘渣，試著調出一些不同的顏色。例如，亮藍與亮橘混合，就可產生——較暗較緩和的顏色。先在白板紙上練習，學習認識新色彩。

臉孔拯救品

下面的用品會使一些年過三十者，有更年輕之外貌：

・汚點掩蓋膏。可遮蓋住斑點、疤痕、胎記。用中指塗抹並在上粉底霜之前，先混合其邊緣。

・隱瞞劑可以消除皺紋、曲線，而使皮膚均勻。使用時請用毛刷或海綿。挑選的顏色必須與你的膚色相同或更淺者才可以均勻混合。用綠色系以掩蓋紅斑點，破損之毛細管。而紫色可以更正病黃色的皮膚。

・與膚色相近或深淺度只差一點的粉底霜會使皮膚勻稱。具有相同深度但結構較清爽的粉底霜會使人更年輕。在眼四周可輕微塗抹粉底霜。

・接下來淡淡地使用半透明粉。使用化妝專用的毛刷，將多餘的粉去除，特別留意眼的四周。

・眉筆。如果眉毛很疏、很淡，用短羽毛筆將其修整成更自然，並框框住其眼睛；但切記不可比你的頭髮更暗（雖然有時這很難）。

•睫毛油。眼的四周有修長的睫毛將很好看。但切記在使用時，不可凝在睫毛上一團或留在毛尖上。選擇與你的頭髮在濃度上能相配的顏色。

•除非你是刻意要使眼睛小而亮，否則不可將眼線延伸劃至眼的內部。另外，當長大以後，也不可在下眼瞼處塗黑。儘量輕快地塗抹以避免實線產生。

•當年紀越大，越不要使用眼影，且要改變眼的化妝方式。明亮的顏色，會顯得很不自然。閃爍、搶眼的眼影便顯現出每個皺紋。切記眼影是用來突顯你的眼睛，而非它本身。

•當眼睛開始失去光澤時，請用消光器，高明亮度的不佳。

•如果你必須使用顯著器，請用消光器。塗抹於每一顴骨之上端。

•毛刷必須輕輕地使用，以達到均勻、自然的效果。在較年老的臉上，使用油脂型毛刷會比粉狀毛刷更自然。在虹膜中間點連線與鼻末端交接點處，用指尖刮一點乳霜塗抹，在其對角處之上下二點也同樣塗上。朝耳朵方向抹勻，記得不要超過額骨或耳的高度，且不能低於耳垂，以免看起來已不年輕了。使顏色逐漸消失於髮際處。在眉毛的上下處稍加粉飾一番。

•唇線（用毛刷或唇筆）可清晰勾劃出唇的形狀，且使唇膏維持更久，較不易起毛。唇筆應該能與唇膏相調和，或更暗一點。當嘴太寬或折回時，避免太急速地於末端結束。

• 唇膏的顏色應是在你的顏色特性範圍內。例如，淺亮型應塗淺色系口紅最好。
• 如果你的嘴已開始有線條，用遮光口紅，且上嘴唇一定不可明亮。
• 大紅會使牙齒更白。如果不能接受，可用珊瑚紅代替。

專給男士參考

當男士們稱讚在電影、電視或男主角本人之英俊或粗獷的外貌時，其實他們都是已經經過修飾、掩蓋的。近年來已有越來越多的男士注意其外表，並願意打扮一下，以便留給他人好印象。比如，他們已使用墊肩多年，同時他們也明瞭日光浴的太陽會使皮膚受傷，所以也不排斥使用防曬油。

如果你的膚色是淺至中，使用少一點。它的秘訣就是擠壓一些於你的溼手掌中，用手揉擦再迅速地均勻塗於全身。

防曬油有很多種型式：運動性膠質、溼性鞣皮膠。防水，但可用肥皂及水清除。所以何不試試，看看它能幫你達成何種效果呢？

第八章　頭　髮

頭髮其實就是皮膚的延伸，具有相同的組織細胞。它也一樣會老化，喪失細胞。但是，很多人都以染髮方式來掩飾時光之消逝。

頭髮如何成長

除了手掌、腳掌及黏膜，在所有的皮膚表面都可以找到毛髮。毛髮可分為兩種：清晰可見，生長在頭皮、下巴、腋窩及生殖器附近較粗的毛髮（有些人可能在手、腳、胸上也會有），另一種是較纖細、柔軟不易見，生長於其他皮膚表面之小毛髮。

身體產生的荷爾蒙會影響頭髮。在青春期時，男性在手、生殖器及下巴的不可見細髮會因荷爾蒙作用而變成較粗硬可見之毛髮。頭皮上的頭髮也會受青春期而影響。年歲稍長後，相同的荷爾蒙也會使男人成為禿頭。

一根頭髮就是由一個細胞所組成，如倒置之汽球，從外表皮長出。在其根部會膨脹如一個球。它的生命週期與其他皮膚細胞一樣，可在根部再生而往上發展，結果就使頭髮變長，只是不像表皮細胞是由死的細胞堆積而成，它們是活的組織——頭髮主軸。

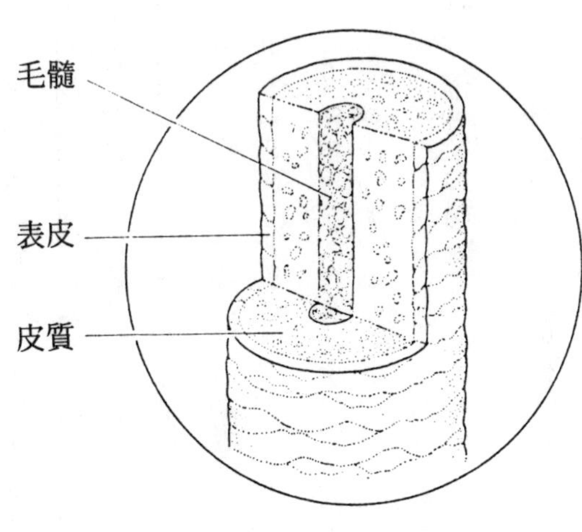

頭髮主軸就像是一條由死細胞包圍而成的線徑。除了底部仍是活的外，其餘都是死的。外面薄而硬的表皮具有保護功能，且可使頭髮發亮。表皮下的是皮質，具有絕緣功能。毛髓則是頭髮的基本中心。

色素細胞就如在皮膚中一樣，隱藏在皮質中。會有顏色的變化就是因色素的多寡及皮質中空氣含量而定。

頭髮成長的階段

大人大概有十萬根頭髮。有些人會長得較快，或與別人不同，有些可能是一個月一吋，而有些則是三個月才一吋。

頭髮的成長是具有循環性，每一個時刻百

分之九十的頭髮在活動中，而其餘的百分之十則處於休息狀態。

休息的狀態可能有三至六個月之久，然後再開始生長。在休息狀態時，頭髮與主軸的連接就開始式微而終至脫落。所以，在人頭上有十萬根頭髮之時，每天約有九十根頭髮會掉落。當然，在某情況下會掉的更多。頭髮會自己再長。所以如果掉的多，就會成為禿頭。而一旦一個髮細胞死亡，它就不能再生了。

壓力、疾病及營養不㫊都會造成男女頭髮變細。而充足的營養——特別是更多的蛋白質及維他命，可使它恢復正常。

隨著年紀增長，男女都會掉髮，但遺傳對男士的影響較女性為大。所以，如果你有異常的掉頭髮問題，馬上請教醫生。

維持健康的頭髮

髮質細胞可以從其底部獲得必要之血液、氧氣及其他營養。所以，健康的血液循環加上充足的營養就可產生健康㫊好的頭髮。如果髮細胞的基部有足夠的油脂及色素，那頂端的頭髮一樣會顯現的。

下面列出一些可改善及滋養髮質的方法。一個有營養的髮細胞才可以產生健康的頭髮。

改善	變壞
有氧舞蹈	不良健康
壓力抵抗者	壓力大
高蛋白、低脂食物	高脂食物
習慣性	便秘
不服食禁藥	服食禁藥
心情平穩	抽煙
	喝酒
	吃刺激物

以下逐一檢討上述各項因素：

• 改善循環：好的循環系統能經由血液把氧氣及營養素送至各髮細胞。經常的有氧運動，均衡的低脂高蛋白飲食是良好循環的保證。

・避免壓力：壓力會減少血液流至身體表皮。而使髮細胞未得到足夠之營養。如果壓力無法避免，那就多服蛋白質、維他命B及C以獲得良好之循環系統。

・高脂及過重均會減緩血液循環。

・蛋白質會增進頭髮之成長。高蛋白、低脂加上複合碳水物之餐飲可幫助產生體內能量。經由血液循環，再把此能量傳至頭及手。而增加的循環把多餘的營養帶至每一髮細胞，使頭髮更粗、更密。

・養成良好的習慣可減低對髮質有影響的毒素。

・濫用化學物：任何化學物濫用（包括過多的咖啡、茶及酒）都會減少營養素流至髮細胞。最好的防患方法是良好的飲食，經常的運動，不抽煙及適當的補充營養。

經由飲食改善頭髮

如果你有耐心，可經由飲食而改善你的頭髮。也許這需要至少三個月，才可以有所改變。但因它一生都陪伴你，所以值得你努力去做。

以下是一些方法：

促進劑	結　果
蛋白質補充劑，四分之三盎斯	改善循環並增加頭髮硬度
魚及蔬菜油	使表皮更光滑、明亮
維他命、礦物質補充劑	均衡養分及更好的色澤
蘿蔔素補充劑	改善顏色及光彩

在基礎細胞中的是油而非脂肪，經常吃魚，如有需要以海中油補充劑代替。所以如果你的頭髮及皮膚似乎有點暗淡，可試試ＥＰＡ或鱈魚油，並請遵守第二章的長壽食譜及補充劑。

每天有蛋白質補充可改善循環及頭髮的營養。補充劑必須在正餐前三十分鐘食用。雖然這只是四分之三盎斯的蛋白質，但可增加血液酸性及改善髮細胞的循環及指甲的強度。一個月內即可見到改善的成果。

蘿蔔素可改善頭髮及皮膚的色澤，特別可增進頭髮的光澤。

外界老化因素

飲食會從內部影響你的頭髮。但還是有一些外界因素會有同樣影響力。

來自太陽的紫外線會破壞髮結構中的營養素，而使表皮衰弱、變老，以致不能反射光線，粗糙的灰髮更加蒼老。陽光也會破壞色素，而使頭髮退化，結果灰髮變成更不吸引人，不自然的淺黃色，像乾草一般。另外，會造成此相同的問題還有太多的電燙、太常染髮，過份使用熱髮捲及不良的洗髮精。就算是再強健的頭髮也會斷裂。不僅是太陽，太大的風及冷天氣都會損害髮質，所以隨時要注意。另外游泳池的氯也不好，因此記得要戴一頂帽子。

狀況、顏色及髮型

頭髮可使你增色不少，也可能使你黯然失色。頭髮的狀況、顏色及型式不僅會影響你的外觀，也會影響你的心情。它是人體中最漂亮的裝飾物之一，也最具變化性，幫助你在不同場合扮演不同的角色。所以除了注意本書所建議的均衡食物外，一個良好的髮型設計師也十

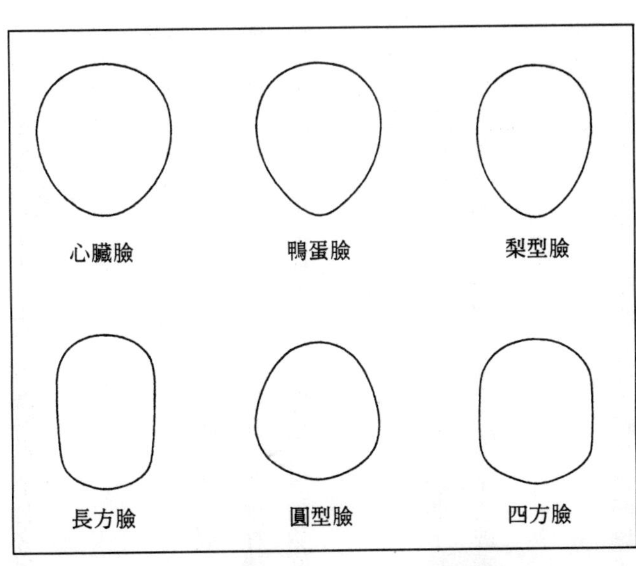

分重要。另外，你自己也必須知道什麼髮型最適合你。

瞭解你的臉型

請參考上述圖表，你的臉型是那一種。接下來，我們將告訴你那一種髮型最適合你。

另外，你的身材及身高也都要列入考慮，髮型就像戴一頂帽子，所以必須使用能照全身的鏡子，才可清楚看出整體。

生活型態也是另一重要因素，如果是位職業婦女，簡單並修剪良好的髮型才適合其身分。而大多數時間用於照顧小孩的家庭主婦或褓姆，須找不花太多時間的髮型。最後，如果你不能每週上美容院，則最好選擇那些能長久維持的髮型較好。

女性

圓型臉

需要增加長度的幻覺。儘可能增加眼以上的高度，或掩蓋於兩頰以減少寬度。另外，不對稱的分邊，有一小部分置於額頭，其餘在邊的髮型會吸引眼睛而使臉變長。同時，直髮落於下巴下，而頂端往上、往外捲也可增加長度。儘量不要使臉頰加寬。

心臟型臉

在下巴處加寬或額頭處縮減。稀疏並下垂於下巴處者，會增加寬度。避免整個額頭露出。另外，會增加臉上半部寬度之短髮型式或重而直的分邊也都不適合。

鴨蛋臉

適合各種髮型，但年老時，較適合輕鬆不細密的型式。

長方臉

增加兩側寬度並縮減高度。長髮必須修剪良好，在兩側必須較短、更豐富。在太陽穴處加寬很不錯。短髮則須分邊，或電燙可增加兩頰的寬度。

避免中間分邊，或是頂端頭髮很高、很短的平頭，或額頭往後梳，或直髮。

梨型臉

須使臉更長，更窄，以轉移別人對下巴的注意，具有不對稱分邊的往上梳或層次感的型式最好。中長度在頂端有高度的頭髮可增加臉長度。另外，在下巴處曲捲的直髮，兩側往後，頭頂往上的短髮，或非中間分邊、疏鬆，鬈髮型式都可達到相同目的。

四方臉

須使臉更長、更窄，不對稱往上梳，頂端有高度之中長度頭髮可增加臉長度。另外，下巴處曲捲的直髮，兩側往後，頭頂往上的短髮，非中間分邊，都有相同效果。鬈髮可緩和臉的稜線。避免在下巴處增加寬度及暴露所有的額頭。下巴長度的修剪、分邊、瀏海都會使臉型更四方。

男性

圓型臉

頭頂應有高度，兩側有斜度。非中間的分邊及從額頭往後梳可增加修長。鬢應不低於耳的一半。

心臟型臉

頭頂及兩側都要剪短，而後面保留長度。鬢應長點較好。

鴨蛋臉

任何髮型皆適合，讓設計師幫你挑選最恰當的。

長方臉

須增加兩側寬度，有四方形的鬢是最恰當的。

梨型臉

在頭頂及兩側都須增加以擴大額頭。非中間分邊及不低於耳一半的鬢可導引別人對下巴的注意力。

四方臉

適合有高度及寬度之髮型，或整個剪短包圍的髮型以擴大你的臉。要求設計師，鬢的修剪應有角度。

選擇髮型

你的髮型可以使你看起來更年輕或更老。人們很容易維持同一髮型十或十五年之久，而未顧及時間之變化。注意對瓊考琳斯及雪兒是如何隨年紀而變更髮型。要顯得更年輕，你就必須有合乎潮流的髮型。對男士而言，有很多的方式可選擇，使你永遠脫離不了時髦。

選擇髮型時，有數點注意事項：生活型態、臉型、髮質及它的狀況。

首先須明白你的臉型，及那些是適合或不適合的基本髮型，接著再考慮那一種會使別人不注意你的缺點，是選擇的初步。

然後，找出適合你髮質的髮型。你的頭髮細密嗎？或是粗濃、乾硬？大自然很少會出錯，所以即使是一個乾硬的頭髮都有一最適當的髮型可配合。如果你仍覺得不滿意，直髮是另一型式。請教你的設計師是否適合直髮。另外，燙髮會破壞頭髮的結構，所以也要事前請教設計師。

一旦決定了可能的髮型後，接著要向美容院請教下列：

- 如何才能改善頭髮的狀況及顏色？
- 所選擇的髮型是否適合你的髮質？
- 所選擇的髮型是否適合你的臉型？
- 以後照顧會很麻煩嗎？須要常回美容院再整理或是自己在家即可處理？

選擇髮色

當髮變灰時，人就會顯得較蒼老。男女在三十餘歲，甚至有些在二十餘歲即會有此一徵象。解決的方法就是染色。同時也具有增加光彩及厚度之功能。然而，惟一要注意的就是要使臉部的毛髮與頭頂的頭髮相配合，如此眉毛及眼睫毛才不會看起來很怪異。

選擇換顏色時需慎重，千萬不可憑一時衝動。如果你是深褐色皮膚、眼睛的女士，換成金黃色頭髮並不適合。很多的女士都明瞭這一點，因為它會使皮膚看起來很灰暗、很蒼老。如果你已超過三十歲，而染的色比原來天然色還深，會使你看起來更老。

暗明　深色頭髮最適合。任何有灰色的頭髮都應設法掩蓋，或者全部變成灰色也很吸引人。如果想再明亮些，可選擇比原先自然色更細微的紅或淡棕色都不錯。

全灰想變成金黃色？以淡金黃最佳。

暗深　掩蓋所有灰色的深色頭髮最適合。比如深褐色（比自然頭髮色更淺）。如果希望明亮些，則中棕色、桃紅及古銅色都很好。

淺明　繼續保持其明亮度而掩蓋灰暗部分。適合淡金黃，淡至中棕色，甚至棗紅。記住，如果超過三十歲，一定要較淺。這樣，那些天然細密高明亮的頭髮才能遮掩暗淡。

希望從白、灰色變成金黃色？試試淡金黃色。

淺暗 這是最適合灰色頭髮的膚色。如果你想改變，記住一定不要太明亮。希望從白、灰色變成金黃色?可選擇棕灰色。

明淺 必須與皮膚保持某一程度之對比，而灰色的頭髮會使你更老。染色時，應選擇較天然色為淺的較佳。如果髮質顯得沈悶，加上一點明亮。希望從白、灰變成金黃?淺金黃色最佳。

明暗 應保持強烈對比，以比頭髮色更亮棕的棕紅或淡棕色為宜。希望從白、灰變成金黃?以淡金黃或銀白色最佳。

深淺 灰色最搭配，如想掩蓋，注意不可用太明亮的顏色。希望從白、灰變成金黃?灰金黃色最適合你。

深暗 以赤褐、桃心紅、暖棕色最好。想從全灰變成有更明亮的外表?上述三種色都能與灰色相配色。如要金黃色系，以中至深金黃最好，避免藍及太明亮。

暖淺 應保持暖，中至淺的外觀及掩蓋灰色。暖金黃與紅、桃心紅、暖棕混合最好。希望從白、灰變成金黃?淡金黃或象牙白很適合你。

暖暗　灰色頭髮被赤褐、桃心紅或暖棕色掩蓋。

希望從白、灰變成金黃？金黃色系以暖至中棕色較好。

冷淺　變灰色最好。另外，灰棕或灰金黃也不錯。

希望從白、灰變成金黃？銀金黃或白帶藍也可以。

冷暗　灰色最佳，另外，灰棕色也不錯。

希望從白、灰變成金黃？淡至中的灰金黃，或有粉紅皮膚時，有點藍也很好。灰或淡至中金黃或棕色頭髮都能十分耀眼。切記如是橄欖皮膚，千萬不可成金黃色。

在家料理顏色

因為自然頭髮的顏色與你的肌膚層調相關，所以染色時必須注意。一般說來，當年紀超過三十時，染的色層應比原先自然色更淡一至二層最佳。且必須用潤滏精清洗。這一類的產品包括那些標榜「漂洗」及「半永久」。

暫時漂洗對原先天然淡至中的頭髮最有影響。你可運用漂洗的方法來強調、加深、緩和、加紅或金黃色調於變灰的頭髮上。

除了用紅色漂洗外，其他自然中至深的頭髮會因漂洗而增加明亮度，卻不增加其濃度。暫時的漂洗只會在外層敷上而不會侵入頭髮的主幹。它一樣會增加光度、光輝及結構。最適合那些頭髮已漂白，且須再燙髮時之暫時緩衝。

半固定　這種需要四至六週漂洗的顏色修飾或髮質明亮的產品有較強烈的效果。它不能減輕顏色，但比只是純漂洗劑可增加明亮度，更加深與灰色之相混合。

固定式　不能洗刷掉。顏色不能再改變，且須經常地保養。因頭髮成長時仍保持原先色彩，所以須常常從根部即著手。

男性的臉部修飾

眉毛　眉毛因框住你的眼睛而顯得重要，並且如果眉毛有些灰灰或蓬鬆，則會使眼失色。它應使你看起來年輕而機警，並能擴大你的眼部。因此必須請你的理髮師時常修飾它。

髮及鬍子　男性可運用臉上的毛髮來修飾他的臉孔。例如，鬍末端往上的人會使臉有向上仰之感覺。你的鬍想修飾好，就必須選擇有自然色、金黃色、栗色、棕或黑色的油脂。顏色並不可永久固定，但防水。

全是鬍子的臉會增加臉寬，而往下垂的鬍子會增加臉長。但無論是那一種，切記一定要好好修飾。另外也要明白這些臉上的毛髮會使人看起來更老。

不想要的毛髮會看起來老而無生氣。解決它的最好方法是上臘。它既不貴，又可維持三至四週，且使皮膚感覺舒適，在家或在外都可自行處理。

在眉毛旁，嘴角邊或耳朵間生出之一些雜毛，最好能拔掉。在拔之前用冰敷數秒能減輕疼痛。記得要使用良好而銳利之剃刀，並順著毛髮成長的方向拔除。

從鼻孔冒出之毛可經由電療法解決。電療法是唯一永久可除去毛髮的方法，但它很慢且須很小心。即使如此，這些毛髮也可能很強健，針刺只能使它稍微受損，但過一段時間後仍會再生長。幸好的是，一而再地治療，終究會使其完全根治。

掉　髮

男女超過三十五歲，甚至有些在二十餘歲即出現此一現象。原因有很多種：撞擊、貧血、缺鐵、過敏、發高燒、動手術、吃禁藥、飲食不良或壓力。幸好我們可以經由均衡的營養及充足的運動更正此一煩惱。

髮變細

在我們期待因改善營養而帶來好結果之時，一些特殊產品或美容院的處理可使頭髮變更細。化學程序的染色可增加面積，而好的剪裁或燙髮可增加質感。但記得仍是要選擇一個最適合我們臉型的髮型。細髮如果剪短會看起來更充實。

禿頭

最普遍的男士掉髮就是禿頭。通常都要一段時間且有一定的規則可循。一般是在二十出頭即開始，從額頭前發生到三十餘歲頭殼上。一旦發生了，就很難使那毛髮重新生長，但如果能經常地按摩頭皮以刺激腦細胞及加速新陳代謝，可延緩此一現象。

以拇指為中心，四指指尖圍繞按摩頭殼。絕對不要用抓的，而是如上述般地摩擦，數至二十五再換下一區域，直到整個頭殼都完全按摩過。一天只需數分鐘即可完成此一工作。

對已有禿頭現象的人而言，當務之急是好好整理目前所剩餘之頭髮，並修剪成適合自己的髮型，而非想法儘量用剩餘之頭髮掩蓋禿的一面。這樣反而會更吸引別人注意。

很多的女性反而認為禿頭的男人更有吸引力且也不值得羞愧，或需要隱藏它。但是，如果你的確很在意，那麼就需要一頂假髮。記得顏色須與你的天然頭髮同色，且相同髮型。另外，不可整天戴，因為你的頭殼及頭髮都需要新鮮的空氣。只要稍加練習，這一假髮不僅可掩蓋住你的問題，也可達到多種髮型變化功能。

移植手術　如果你真的不能忍受禿頭，那就得靠移植手術了。一旦完成就會永久存在。它是從毛髮很多的區域一次移植十個左右的髮細胞到毛髮很稀疏的區域。移植過的毛髮在三個月後即可開始生長。

手術須要局部麻醉，根據移植區域的大小，是正在禿頭或已禿頭而有四至十六不同階段的程序。

最著名的另一個處理方式是拍打旋轉法。它是以平均一萬根頭髮的側面拍打而轉移至前頭。一樣要局部痲醉，動二個手術。這一個方法較快，也無頭髮掉落之憂慮，且再生時間更短。

另外，使用高單位的營養補充劑，特別是反氧化劑也十分有效。它的作用就是使受損的細胞受到刺激而再生，且配合均衡食物、充足運動而加速新陳代謝。是所有方法中最有效的。

第九章

明亮的眼睛

視力是所有感覺器官最重要的一個，因為它比其他所有感覺器官提供二倍多的訊息給大腦。視力是如此重要，以致當我們聽到好音樂時，我們會自動把眼睛閉上，以便能更專心聆聽。

觀察比視力複雜多了，它是經由大腦思考及經驗判斷後的產物。比如手伸直成握拳狀，雖然對照過去，好像比對街上的車子更大，但大腦會告訴你那是不正確的。所以，當我們說確實明白某項觀念時，那時的大腦與眼睛確實是相連的。

眼——腦解剖

眼睛的外形就像一個球。眼球只是一個形容詞，實際上它像一個照相機，透過一個清楚的蛋白視窗——眼角膜而看到世間一切。因為它是如此地清晰、透明，你很難在鏡子中看到。眼睛中的黑點其實只是個開口，好讓亮光通過鏡面。在開口四周有色的虹膜，在開、閉之中，讓正確的光量通過。最後，光線全聚集在眼的背後——視網膜上。它是人體中最靈敏的組織。

眼睛的顏色在虹膜中形成，且與膚色來自同源。來自北方的民族較淺，通常的藍眼球，就是因為其陽光較少。越靠近熱帶，眼珠會越來越黑。

你的眼睛可以隨時注意眼前這一頁上的字或數尺之外對街的房子，或遠在宇宙一百萬光年之外的星星，那是因為大腦叫它注視之緣故。不像一般鏡片，眼睛的焦距是由眼珠中的肌肉調節而成。世上至今仍無法製造出如此好之鏡片。

近視、遠視或散光？

在學校或醫生之診所中，也許你已做過視力檢查了。在二十尺遠，辨識圖表中英文字母。它是一五〇年前由荷蘭醫生赫曼斯奈倫所發明，用來顯示視力障礙程度。

如果你不能很清晰地讀出其文字，那就表示有問題了。凝聚的影像落在視網膜之前就成了近視。這意謂你能看清較近物體，但較遠物體則須要鏡片來矯正。反之，若影像落在視網膜之後，就是遠視，需要鏡片來看近的物體。如影像只有部分是正確的，表示那是散光。這些問題都可由眼鏡來矯正。下頁將會告訴你如何選擇鏡框以配合你的臉型及膚色。

年紀會改變我們的眼睛，所以年老時需要眼鏡。最普遍的就是無法閱讀很近的物體，所以大多數都需要閱讀眼鏡。這是因為我們已喪失調節能力，以致對焦不易。

這些小變化也可能帶給我們方便，因為有些近視的人因此被調整過來而正常了。

但是，戴眼鏡也不必大驚小怪，畢竟它也是身體老化現象之一，就像無法跑步很遠或游泳很久一般。唯一要注意的是要有足夠的營養以維持視力敏感度及預防白內障。

疾病的預兆　在物理檢驗中，醫生會叫你看遠物之同時，用小小的燈光照射你眼珠的四周。其實他是在觀察你的視網膜及眼角膜，瞳孔的透明度與眼珠中的血管。因為可以透過前面三個組織的狀況而預防視力衰退。檢驗血管，則可知你的循環系統是否良好，血液是否純紅。如果兩隻眼的情形不一樣，表示你的循環系統有問題了。甚至醫生可感受到血液的組成是否良好。例如，血液中的血脂太高時，這些小血管會混濁不清。是否有高血壓或糖尿病也可由此得知。所以眼睛實在是健康之窗。

眼睛測視　有兩種醫生會特別關心視力及眼睛：眼科醫生與驗光師。驗光師並非真正的醫生，但有足夠的專業知識可以檢驗視力問題，並提供正確的矯正眼鏡。同時，他供給眼科醫生必須的訊息。眼科醫生才是真正處理眼睛醫學上問題的醫生。正確來說，你應每半年去驗光師檢查一次。如他有任何除了視力矯正之外的忠告時，即應再找眼科醫生詳細看看。

營養及眼的保健

母奶裡含有小孩生存所需的所有營養，並在一九七五年，更發現了眼睛發展不可缺的二種營養素：雄牛素，一種硫性胺基酸，及ＤＨＡ。母親能從好的飲食及高品質的蛋白質中，製造出所有必須的雄牛素。

ＤＨＡ是一種OMEGA-3油，在綠色蔬菜中含量很少，但在冷水魚中很多。所以請遵照長壽食譜，或如第二章所述，吸收魚油的補充劑，以確保有足夠的ＤＨＡ。

在古代，阿拉伯人用紅蘿蔔來校正改善夜視能力。西元前四五〇年，希伯萊人使用小牛的肝臟。因為它已含有維他命Ａ，所以可以在二十四小時即可恢復夜視。而紅蘿蔔需要將蘿蔔素轉變成維他命Ａ，所以較慢。

這個故事只是說明營養素對眼睛的重要性。其他營養素對視力的重要性，我就不重複了。如能遵照長壽食譜，那就不會有問題。超過百分之二十夜視有問題的人都是因缺乏維他命Ａ或蘿蔔素。

雖然眼睛對其他營養素的敏感度不如維他命，但我們還是要稍微討論一下：

•維他命C對所有的基素都很重要，但瞳孔含有最高。所以當體內攝取維他命C時，就會影響瞳孔。

•維他命B，特別是B_{12}，對對焦及視覺敏感度很有幫助。因為對焦需要牽動肌肉及影像傳輸，都要能量消耗。而能量的產生需要維他命B。

•眼睛有問題，大多與鋅及鍩有重大關連。這表示均衡的食譜是十分重要的，特別是要有肉、魚、穀及大豆。

•維他命A、E及K，是油性可溶解維他命，維持視力及保護眼基素的基本營養。事實上，蘿蔔素比維他命A好，因為後者是由前者所組成。

•多喝水。眼睛經常需要靠淚水來滋潤，一旦缺水，會使眼睛乾燥，另外眼淚含有酵素，可以殺死細菌及清除化學污染物。最重要的是，它滋潤眼睛，使眼睛時常保持乾淨、明亮、清朗。

刺激物

眼睛比皮膚對外界的刺激更敏感。一旦受到刺激，就會瞳孔變大或充血。充血的眼睛可能是飲酒過多或有異物進入，通常在一、二天會自動恢復。但如持續存在，不要遲疑，馬上看醫生。

眼鏡

現代社會不論男女，戴眼鏡除了矯正視力外，也漸漸成為風潮、打扮的工具之一。但除了追求時髦外，也須注意鏡框是否適合你？戴起來舒服嗎？它的顏色是否能與你的皮膚、頭髮、眼睛相搭配？能夠符合上述要求的，戴上它才能增加你的魅力。

選擇眼鏡

臉型

一般說來，方型與圓型臉具有相同的長與寬。長方型臉則看起來較長些，心臟型臉則是從寬到窄。而橄欖型臉則是上下平衡。依你的臉型，選購的要訣如下：

方型臉

上框用能增加寬度之水平線，下緣用無框或輕框的方式以增加角度。稍有彎度、高度之眼鏡也很理想。

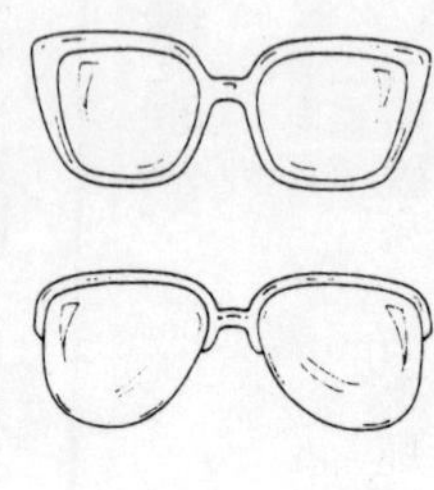

圓型臉

需要有垂直的邊框，以顯得更修長。（但不要找四方型的）相反的，上緣也可能是直線。

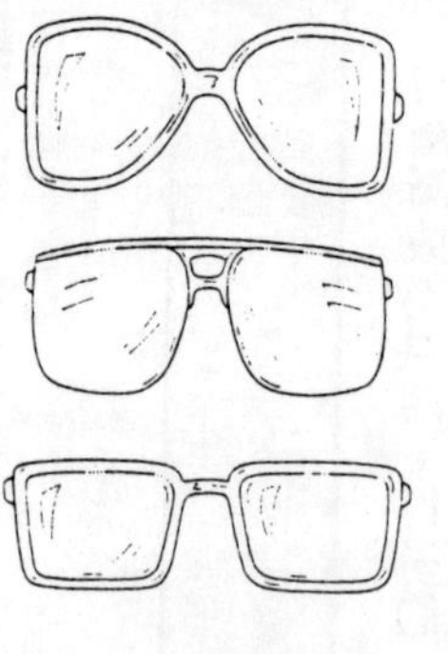

長方型臉

在上下框，都需要水平線以增加視覺寬度。

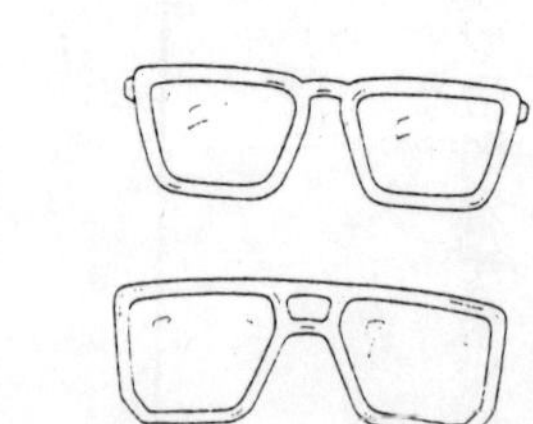

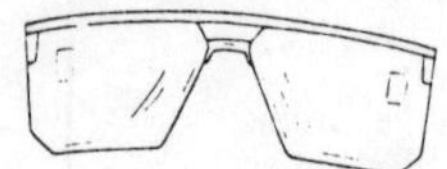

心臟型臉

需要增加前額之寬度而縮減下巴。一個向下傾斜強調外界垂直線的鏡框能加強臉的下半部。

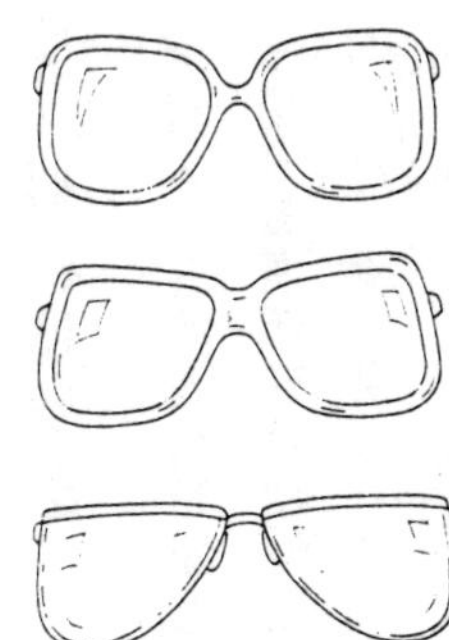

橢圓型臉

因為臉已很平衡，所以各種鏡框都十分適合。

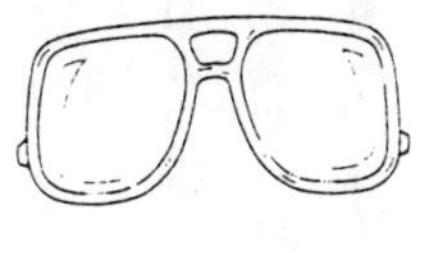

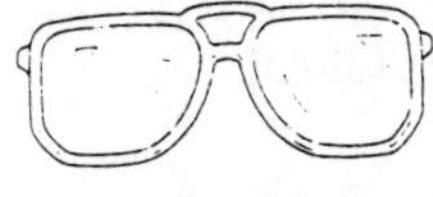

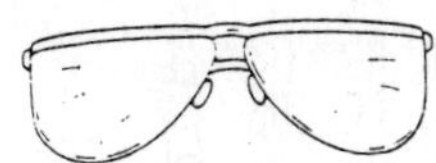

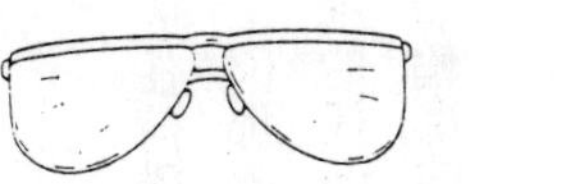

梨型臉

適合上緣是寬大的水平線，下緣卻無重量感的鏡框。

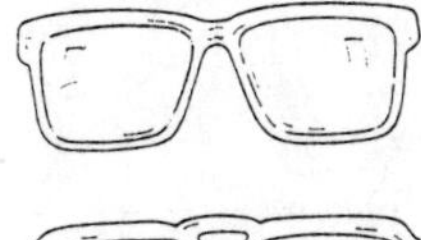

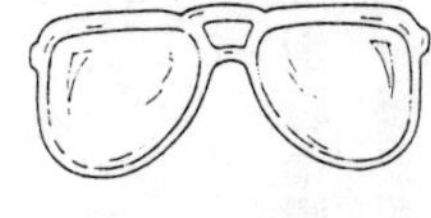

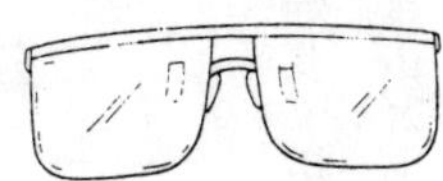

試戴眼鏡

舒適 看看鏡架是否能很舒適地戴在鼻端，且不會造成任何皺紋。

鏡片顏色 記住要能與你的膚色相調和。避免黃色的，因那看起來更老。

輪廓及鼻子型狀 就像眉毛會影響你的鼻子長度，鏡框的托架也是一樣。高托架能使短鼻子更長，而低托架則相反。側臂一樣具有加長或縮短輪廓的作用。所以面對鏡子，嚐試不同的鏡框，找出最適合你的。

顏色、材料及重量

皮膚、頭髮及眼睛的顏色是你挑選鏡框的最主要參考因素。

希望有較清新或柔軟外觀的女士可以使用彩色、鮮明顏色的鏡框。對職業婦女，想要有穩重的外表，淺至深的中性色，或質感較重的鏡框如玳瑁，或輕一點的金屬框都很好。

男士而言，除非是從事藝術、電視演藝或廣告界的人員，或為了配合休閒服，不要選擇彩色或時髦色。古典式或中性顏色或金屬框（不會引起煩悶感覺的那一種）都十分恰當。

如果你的第一個顏色特性是暖、明或深、金色金屬最適合。

全冷、淺／暗，或暗／淺請選擇銀金屬框。

深／暗，暗／深及暖／深青銅色金屬框最宜。

近視眼鏡

如果你是因視力短淺而戴眼鏡，那眼鏡片必定是中間薄，四周厚。它能使眼睛看起來更小更圓。選擇薄的鏡框可減低鏡片之厚度及較不透明的非反射鏡片，可以減少上述效果，因為它可使人們只注意到眼睛而非眼鏡。眼部之化妝也可使眼睛看起來更大。

遠視眼鏡

遠視眼鏡是中間厚而四周薄，會誇大你的眼睛。除了黃色鏡片會使人更老外，其他顏色的鏡片都適用，但確記需要與皮膚相搭配。同樣的，遮蔽劑會掩蓋住魚角紋，而眼部化妝可以減少鏡片的誇大效果。

非反射鏡片

如果戴上眼鏡後，不論是因眼部壓力，或車頭燈，或看電視，或在人工燈下工作，會產生反光時，非反射鏡片十分適合你。

第十章 手、腳、指甲及牙齒

指甲

指甲的健康狀態就如身體的其他部分一樣，需要良好的循環系統及均衡的營養。但指甲還有另一項功能，它能讓我們知道循環系統工作的狀況。指甲底部延伸進入手指而消失的部位叫做表皮。表皮下的是指甲床，它使指甲板與手指相連。指甲的生長是因表皮生長，而它的健康情形受指甲床的影響。指甲底部，白色、半月亮型的區域，叫做甲基。這是形成指甲結構的蛋白角質素來源處。超過甲基，在指甲之下的是指甲床。因為含有很多微小的微血管，所以呈現粉紅色。

指甲是──死的組織，大都由蛋白質構成。指甲穩固地附著於指甲床上，而長出表皮。通常整個過程需時四至八個月（指甲一個月只能長八分之一吋）。

脊及線　在指甲板上，會發現有脊線從表皮延伸至頂端。這些線就是表皮成長過程的特徵。就像指紋一樣，這些脊線不會與別人相同。但如損傷了表皮，就會產生新的脊線。年紀也會使脊線改變。

指甲分裂　很多的人，特別是婦女，常常抱怨她們的指甲會分裂、斷裂。通常在二十五歲即有此現象，而三十五至四十五歲間最嚴重，以後則一直維持。既然我們知道指甲的成長受循環系統及營養素的影響很大，那麼會產生分裂、斷裂的現象就是表示有不好的循環系統及低新陳代謝率。

年輕的女性如指甲不良，通常手冷，循環不良、貧血等毛病。所以，防止分裂的第一步就是良好、均衡的飲食。

營養與你的指甲

除了良好的飲食外，下列事項也對你的指甲有所助益（頭髮也一樣）。

・沒有香味的膠質會引起蛋白質產生「特殊動態反應」（ＳＤＡ）。它會使身體製造額外的熱能量，而為了驅逐熱量，在手與頭的血流必須加速。由於攜帶更多的蛋白質，使指甲床有更多的營養產生角質素。頭髮細胞也一樣。

每天將一盎斯未帶香味的膠質溶於水中或果汁中，以增進指甲。一個月後將可見到其功效。同時新陳代謝率也會昇高。

•如有可能，服用蛋白質補充劑更好，因為它還能滋養身體其他部位。當然，維他命B是不可缺的。同樣在一個月後即顯現其效果。

隨時保持指甲堅硬並有良好血色的表皮。它是衡量循環系統及營養的一個良好指標。能保持指甲健康，你的身體也必定健康。

其他能照顧你的手、腳及指甲，使它們更強健、豐潤，更吸引人的方法還有按摩、運動及修飾。

關心你的手

手所擔負的責任很重大，我們每天都可看到它，但很少人會花時間照顧它。很少的男人會修指甲，而女性雖偶而會做，但都匆忙了事。

這很可惜，因為手是整體外觀的一部分，它能增加或減少對別人的吸引力。同時它也是身體的第一個透露老化的部位。洗濯時要戴手套，且絕不放入清潔劑中，經常用手乳潤滑，都是保養的方法。老人斑可以經由良好的飲食及補充營養素而防止。長久以來就知改變現在的飲食，可以使已有的老人斑消除。

幸運的是，只要我們肯稍微付出一點關心，我們的雙手就會立即重現生機，所以請下定決心，每天花少許時間做做運動、按按摩，每週定期修指甲，將使你的手更美。

修指甲秘訣

有半小時的時間修剪指甲是綽綽有餘的：

1.如有需要，除去舊的指甲油：使用油性去除劑。

2.修飾外型：用剪指甲器剪短指甲，砂布銼磨指甲成一圓滑之外緣。方法是用兩短銼棒及一根長棒，從邊緣銼至中間，從左至右，再由右至左。

3.鬆軟表皮：用表皮油按摩每一個指甲，再將整個指甲浸於肥皂水中五分鐘。如手有污漬，輕揉地搓乾淨。

4.擦乾指甲，同時將每一指甲推回。

5.使用表皮去除器：用薄層棉花棒處理。

6.以表皮推動器之一端，用很輕微的旋轉方式，鬆開每一表皮。

7.如有需要，用砂石輕緩地圍繞在每一指甲四周，並將手及指甲浸於乳霜或充滿燕麥的袋中。

8.使用棉花棒清理指甲的頂端。

9.使用沾溼檸檬汁或雙氧水的棉花棒，漂白指甲。

10.用表皮油塗在每一指甲的兩側及底部，用大拇指輕柔按摩。

11.洗淨你的手並烘乾。

12.用手部洗濯劑輕輕地按摩手及指甲。

13.使用指甲皮革，以同一方向擦指甲。

手部運動

為了手部的美觀，最好每週做數次按摩及運動，如仍感覺很僵硬、很緊張，再多做一些。

1.按摩手指從頂到底。用拇指及另一隻手的中指輕微扭轉。依此按摩所有的手指及大拇指。

2.讓你的手不用力地上下擺動，或伸直在頭上做鼓掌動作。

3.手指交叉，互相拉扯（訓練你的手在休息時，能不繃緊、僵硬，而呈現放鬆狀）。

4.用另一隻手的拇指及中指抓這隻手的食指而旋轉。依此一方法，運動其他手指。

5.用拇指及食指抓住另一隻手的拇指關節，繞圓圈旋轉，重複此一動作於其他手指。

6.放鬆成握拳狀，在腰際順（逆）時鐘旋轉。

7.用手握住另一隻手，拇指在手掌中，其他四指在下。拇指逐漸往手指方向移動，按摩手指的背部。

8.壓緊左手拇指與食指間之肌肉至少五分鐘，再換右手。

9.將每一隻手指溫和不用力，但堅定地往手腕推移，再反方向推回去。每一個手指及另一隻手都是如此動作。

10.將拇指及手指儘量張開，再收縮，重複二十分鐘。

每次結束前，都以輕鬆的方式擺動手腕以下的手臂做為最後的動作。

關心你的腳

如果你每天能多花幾分鐘照顧你的腳，你將會站得更直、走得更好。如果你的腳很痛，你臉上總會相對地顯示出來。

洗澡時，用刷子清理腳趾，絲瓜布刷洗腳踝及關節。並用防臭肥皂水清潔腳趾間隙。每次弄乾腳時，用毛巾緩和腳周圍的表皮。因為潮溼的環境容易滋生細菌。另外，用乳脂按摩腳可去除死皮，防止胼胝。接著再塗上防汗粉膏。

一般保養

為防止腳趾變硬及避免指甲生進肉內，用石油膠狀物擦抹並靜置一夜。

- 當感覺腿非常酸累時，坐在浴缸邊，用冷熱水敷，擦乾，再塗上古龍水。
- 襪子一定要比你的腳大半號以便讓腳趾有足夠的空間可活動。
- 如果你的腳，特別是大腳趾，感覺紅腫時，檢查你的鞋子大小。因為腳的尺寸（長及寬）會隨年紀而改變，因此有任何不適時，即停止穿該鞋。通常當有慢性的變紅、變腫時，大都是鞋子太小或太緊所致。

• 如果有雞眼，胼胝或母囊炎腫現象，馬上找足科醫生做專業處理。事前防止可避免事態擴大，自己處理是不智之舉的，因為它可能延誤就診良機。

足部運動

1.坐在椅子上，雙腳著地，腳趾延伸——此時你應可感覺在你腿上半部從腳踝到腳趾的延伸力。接著將腳朝內彎，同樣會牽動腳外側的肌肉。此時再將腳趾儘量往上朝腿方向拉引。重複十次。

2.為了拉長外面的肌肉，將腳趾及腳往外。用你的大腳趾劃大圓圈，順反時鐘方向各做二十次。

3.腿交叉，上面的那一隻順時鐘旋轉二十圈，再逆時鐘二十圈，接著換腿。

4.用腳放於網球上，來回滑動，每隻腳各做二十回。

5.用腳趾站立，數五下，再放下腳跟，重複十次。

牙齒及齒齦

牙齒能使笑容更美麗，也能增加別人對你的第一印象。除此之外，它也是消化或健康的基本條件。掉牙，使臉部老化，造成嘴角塌陷，引起皺紋。然而，如果每天有一些良好的習慣，就可防止牙齒太早掉落。而再稍微努力一些，可使牙齒更潔白美麗。

防止蛀牙

當牙齒上成薄膜狀被稱為牙斑的自然細胞碰到一些不好的食物，例如，太多的糖果，就會造成洞穴。黏滯性的糖果會使細胞分泌酸液而分解牙齒的琺瑯。酸液在琺瑯造成一小開口，而細菌開始滋生。此一洞穴可以經由清除損壞部分，殺死細菌，填補表面而予以消除。但這顆牙齒已經不如從前了。所以，預防是最好的治療。以下數項簡單原則就可以預防註牙。

- 餐後用牙膏刷牙三分鐘。含氟的牙膏會幫助增加牙齒的琺瑯。
- 餐後及刷牙後，必須剔除殘留在齒隙間之餘渣。切記該工具必須能到達齒齦，以便清除縫隙的雜物。
- 用溫水或含保健防菌液漱口，如此可防止牙斑擴大。
- 含有薄荷，或特別酵素的牙膏可抑制牙斑。但如使用此類牙膏，可不必再漱口。
- 每年檢查牙齒一次，順便清理保養一番。

食物

- 不要吃含糖的食物及糖果，特別是越黏越不好。
- 餐後一定吃水果，比如蘋果，在兩餐之間，絕不吃乾果點，因為它含有鈣質，且會刺激產生口水，而清理牙齒防止蛀牙。
- 餐後一定要漱口，且有防菌藥的漱口水比普通開水更好。

健康的齒齦

有健康、強健的齒齦是均衡飲食及營養的結果。在牙齒與齒齦間的食物殘渣會造成牙周病（牙周意謂著圍繞在牙齒四周）。當牙齒與齒齦間有病菌時，就會產生牙周病。病菌產生的毒素會破壞連接牙齒、齒齦及骨頭的基素，導致牙齒脫落。與蛀牙一般，治療牙周病的最好方法是預防。

齒齦有問題的第一微兆就是當刷牙、漱口或咬硬東四時，會有流血現象。含有酸或甜的食物，如碳酸飲料及糖果，特別有影響。留在齒縫的食物殘渣會慢慢變硬而成齒垢。齒垢再造成病菌生長引起牙齒與齒齦陣痛。我們可以藉由定期的漱口及刷牙而預防齒垢。

有牙出血的人表示需要再吸收維他命Ｃ，研究顯示每天至少要有五〇〇毫克才足以維持健康的齒齦。所以你如果也有出血的問題，每天至少攝取五〇〇毫克的維他命Ｃ才能確保健康的身體。

提倡健康的齒齦

・少量進食含糖，會影響牙齒生長的食品，如蛋糕等。如有進食此類食物，吃畢即刷牙、漱口。

‧使用含氟牙膏。
‧刷牙時，從上到下，再由下往上。如此才能將齒齦與齒間的食物殘渣剔除。
‧不要抽煙，因它會增加牙齒得病機率。
‧餐後剔牙，在每一牙齒的底部使用清潔，含有臘的纖維處理。照著鏡子，學習如何照料齒齦線下的縫隙。
‧儘量少喝含有碳酸的飲料。
‧如有牙出血，多吃維他命C。
‧每年定期檢查。

牙齒能更白嗎？

靠著上述牙齒保健方法，可保持牙齒健康及潔白，但牙醫也有方法可使牙齒更好。因為時間的久遠或抽煙過多，牙齒會變黃、無光澤。此時牙醫可藉漂白方法而使牙齒變白。所以下一次去看牙醫時，可以順便要求進行此一方法。

開懷大笑

誠如我所說——實驗也證明——牙齒不好與身體狀況有絕大關聯。也許會有很多人認為我們這一章的忠告來得太晚了。但事實不然，你仍可開懷大笑，因為假牙已比以往進步很多，更像真牙了。而補牙、鑲牙等的技術也更日新月異，牙醫也對加蓋、加冠、移植、封密、圍線、用陶瓷或塑膠覆蓋黃垢的技術也日益進步，足以掩蓋所有的缺陷。

請教你的牙醫各種技術及其費用。因為一個美麗而良好的牙齒不僅會使你有年輕的笑容，更帶給你自信心。

第十一章

良好的姿態

在古代，中國人把他們女兒的腳用布纏繞，使其一生永遠都擁有像小孩一般的腳，因為他們相信如果她們沒辦法跑，就會對丈夫很忠實。所以，即使長大成人了，這些女人仍需像嬰孩般地背負。

纏腳只是人們改變身體成長的一個例子。在西方社會，你對待自己的方式會影響到最重要的器官——大腦。另外，它也會影響內部器官的功能、大小、位置，例如，肝、腎及消化系統。脊椎骨也受到影響，導致整個骨骼架構彎曲，而使身高有數吋之改變。因此，姿態會影響肉體能力、外觀、及健康。

脊椎骨與姿態

脊椎骨位於腰部，由腳支撐，而本身則支撐肋骨、肩膀及頭。但脊椎骨並不是一根骨頭，而是由十九片稱為脊椎的小板式骨頭所組成，並且由圓盤狀，堅硬、潤滑、像塑膠般的軟骨一一隔離。這樣的結構有二個好處：彈性及吸收撞擊力。

我們能夠挺直站立，也能縮成一團，說明了脊椎的彈性。而脊椎與軟骨能稍微收縮或擴張，就成了良好的撞擊吸收器。例如，早上你會比較高些是因為整個晚上，脊椎都未受到壓力；晚上，則一天下來已承受了頭、肩膀及其他重物。所以，早晚的身高是不一樣的。

從大腦直到脊椎中心的脊椎神經，是人體中最敏感的神經。藉著各片脊椎，而分散到人體的其他部位。脊椎神經會單獨處理各項功能，而不經過大腦控制。

例如，手指碰到火時會立即縮回來。偵測熱量的神經脈動送回訊息給脊椎神經，由它再立即下指令收回手指。其他更複雜的例子如走路及膀胱已滿，而通知腎臟的整個過程。

不良的姿態會使軟骨受力不平均，導致軟骨之一側衰弱而使神經受損。結果會使身體有不正確的感覺及功能，而背部也經常疼痛。

治療脊椎及姿態的方法是按摩脊椎醫療法。會造成如此多身體功能不正常的原因就是脊椎的不良神經影響，換句話說，也就是軟骨及脊椎的位置不對。而按摩脊椎醫療法就是將其導回正確位置，使其減少因不良姿態而引起之疼痛。

滋養脊椎　當我們跳、踏、跑、上下樓，提東西時，頭部並不因這些動作而反彈或受到衝擊，這就是因為你的脊椎是衝擊吸收器。介於脊椎之間，像塑膠般的軟骨是軟而有彈性，不像其他堅硬的骨頭，如手或腳，因此可以吸收撞擊力。但如果營養不良，骨頭就會有孔，而身體的重量就會壓垮脊椎。因此，良好的姿態及充分營養是健康脊椎的必備條件。

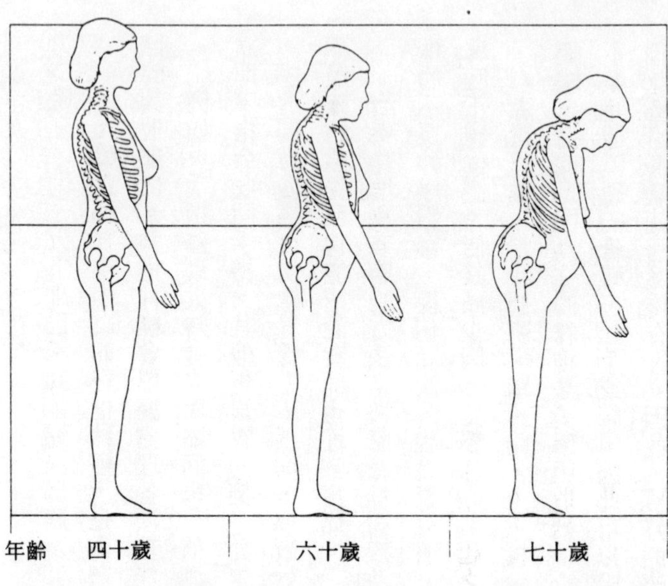

長壽食譜已提供足夠的營養給脊椎。但年齡越大，越需要鈣。因此，如果我們吸收不足的乳食製品時（很多的成年人每天並未吸取足夠的牛奶），就需服食鈣補充劑來滿足骨頭所需。但這樣子也許仍然不夠。

骨質疏鬆

隨著年齡增長，女性荷爾蒙會改變。特別在停經期的十年，通常在四十五至五十歲之間開始，會有很疾速的改變。在骨頭中的鈣含量會迅速地減少，而脊椎流失更多。專家證實，超四十五歲的女性，每天需要一千克，甚至一千五百克的鈣才行。而當月經停止時，更要服食荷爾蒙及一千克的鈣，如未服荷爾蒙，則鈣用量須增至二千克以保持身體中骨頭的強度。

實驗證明，只要有一小量的青春荷爾蒙及一五〇〇克的鈣，就有意想不到的效果。一群停經期的女性，遵照此種方法，其骨頭強度就比只服食其中的一種更堅固。

骨質疏鬆並不是一般人所想像的是因老年而引起之疾病。它是從青少年開始即缺乏鈣，而在停經期後發作。同樣的，預防是最佳之治療。

上一頁顯示我們隨年紀而變短。一個疏忽營養放任脊椎被壓扁的女性側視圖。男性的變化則較緩，因為有較強之骨頭硬度，且無荷爾蒙變化。

為何骨頭會失去其強度　當年紀越大，骨頭就會習慣於坐姿，較不激烈的生活型式以及較不濃密。因為不濃密，缺乏鈣而坑坑洞洞。在顯微鏡下，它就像瑞士乳酪或一塊海綿，十分容易碎裂，而它們的碎裂不像一根棍子而是像玻璃。因此也就非常不容易修補。

正常人，在二十或二十五歲時，骨頭硬度會達到最高，其後一直維持直至五十歲才開始下降。然而，如果你有好的飲食及經常運動，男女都有可能在一二五歲時仍擁有堅硬骨頭。

然而一般人都是在十五或二十歲時達到高峰，然後持續至三十五或四十，接著開始下降。女性由於停經期關係，在四十或四十五之後才開始下降。

會造成下降，有三個原因：缺乏鈣、運動不足，及太多肉。人體對於鈣及運動是永遠不會滿足的。缺乏運動，喝再多的牛奶，骨骼硬度仍是會下降的。因為如果你不使用它，它就會退化。並且當我們吃更多的肉而增加蛋白質時，我們需要更多的鈣。雖然其間的道理尚不得知，但如依照長壽食譜，我們只需少量的鈣即可維持。東方女性是個絕佳的例證，因為她們吃素食，所以每天只需二〇〇至三〇〇克的鈣即夠。

所以，充足的運動及良好的飲食會使骨骼恢復強度。而當骨頭強度有進步時，就會增加LBM，並使體內脂肪下降。因而有健康的黃金歲月。

琴的故事　在加拿大演講完後，四十二歲的琴要求與我共進午餐。她個子很矮，有小腹，並因壓縮的肋骨而使身高縮減了六吋。此外，根據X光照射，她的骨頭硬度只有正常人的百分之四十，她的醫生建議她要服用鈣補充劑。

我問她是否有動過手術，她說剛完成子宮切除並且在八年前切除了卵巢。

我再問：你有吃荷爾蒙藥嗎？

她說曾經有，但在六年前有人告訴她吃其他維他命即可以，所以她即不再吃了。

我向她解釋，沒有荷爾蒙，她的身體不可能增加任何的鈣。事實上，她已經六年沒有補充鈣了。所以我們立刻與她的醫生聯絡，並要她再服食荷爾蒙及鈣。三年後，琴的骨頭強度穩定地成長，雖然不可能再回復原先之身高，但起碼有個堅硬的脊椎骨頭。

一旦因為不良姿態及不佳的骨頭硬度造成脊椎壓縮，將很難回復。我們可以回復它的骨頭硬度，但卻無法恢復其形狀。所以最好不要發生這種事。

背痛　下降的骨骼硬度及不良姿態常是背痛的先前警告：在脊椎底部接近臀部處尚未確定的一種陣痛。即使用X光檢驗也看不出有任何問題，因此很多人以為是與年紀有關。美國一位醫生亞伯士曾做過一項實驗：他測量一群具有背痛但找不出原因的志願女性，其骨骼硬度只有一般的百分之六十五。因此他要求她們服食鈣補充劑、做運動、維持良好姿態，對於已停經的女性，更施用安慰劑。結果，逐漸地她們骨骼硬度增強了，當達到標準的百分之九十時，背也不再痛了。

而當達到標準時，他又減少鈣的服量，結果當硬度至百分之九十以下時，背又開始痛了。這些女士的年紀從三十五到八十二歲都有。這證明了只要你有心，永遠有機會改善。

但是靠營養補救較耗時，回饋也較慢，甚至不容易感覺到。通常要八到十二個月才可增加百分之十。有些人會較快，有些人則較慢。

足夠的空間活動

不良的姿態會影響你的器官。如果它們能開口說，一定會異口同聲地說：讓我有足夠空間來工作。人體是由各種器官及基素所組成，每一個器官都需要有它自己的空間及營養才可進行其工作。

證明　站著背對牆，腳、肩膀、手、臂及頭都靠著它。深吸一口氣再吐出。聳肩，再做深呼吸。注意到差別嗎？當聳肩時，肺不能完全張開，因此無法做深呼吸。結果你的大腦就無法獲得站立時那麼多的氧氣。我們只是站著，依不同姿態，結果有不同的肺容量。如果你是一直聳著肩，你只用到肺容量的百分之四十而已。所以正確的姿態應該是直立，肩膀後彎、腿直、頭抬高。

我們必須明瞭下面二點：姿態會影響內部器官的運作；如果不良姿態持續很久，就不可能再回復正常。但是，骨骼在一生中都會成長及變化，所以即使是八十歲了，只要有良好的姿態，妥善的飲食及充足運動，都可增強骨骼。切記讓姿態為你工作而非受制於它。

男性腳踏車賽車選手說明了姿態如何影響功能。把把手壓低，可減少風阻，但也妨礙了骨盆及腹部，造成攝護腺將血小球及神經送往陰莖受到壓抑。長期彎腰騎車的結果使他們無法直立及進行性行為，必須十到十二小時後才能恢復。

用你體內其他的器官，一樣可以得到相同之證明。例如，突然跳下，再做深呼吸，與上面的深呼吸相比，看看又有什麼不同呢？

姿態練習

保持強壯的肌肉及柔軟的脊椎會對你有很大的幫助。保持良好的姿態不僅是一件簡單的工作，也比較不會背痛，且站得更久。這些運動雖然簡單，但可加強肌肉的韌性。

・平躺於堅硬的地板上。雙手緊握置於背後。把腿舉直，儘可能將胸及腿移離地面，儘量提高。停留五秒鐘後再下降回到原來姿勢。早晚各做一次，從往上抬一次開始漸漸增到五次（最好十次）。這是加強、延伸背部肌肉的最簡單方法。

・這個運動比上一個還容易。面對牆的一角，約一尺遠處。手臂抬至與肩同高，彎曲手肘，手掌貼牆。如果你的姿勢正確，你應看到你的雙手與頸同高，距牆角二十公分遠。兩手平均用力往牆方向推。數五下，放鬆，再一次。早晚各做五次。

這個運動會增強肩膀的肌肉及關節，它會使你年老時不致行動遲緩。當你到六十歲時仍能挺直站立，而你的同伴已老態龍鍾，你就會感覺這個運動是十分值得的。

抬頭挺胸

姿態就像其他行為一般，有習慣性。地心引力總是想把一切東四往下拉，所以想要站得高且直，需努力才行。身體與心智的年輕，充分反映在你的良好姿態上，而好的姿態也使你看起來並感覺年輕些。所以，它值得我們不斷努力以保持良好姿態。因此每當你發覺你的肩膀、胸部有前凸及腹部下陷時，在體能及精神上都要立即更正此種消極想法。

當你走進房間時，走路的姿態會影響到別人對你的觀感。如果彎腰駝背，別人會認為你是個軟弱、謙卑的人。如果你抬頭挺胸，大家就會認為你是一個充滿自信，有能力的人。理想的姿態是既不會太僵直也不會太綣曲。所以，放鬆你的肩膀，挺直你的腰，抬頭、收腹。

縱使你有天生的圓肩或彎腰，仍然有辦法矯正：依照我們的建議做姿態運動，並儘可能地挺直走路。它將會帶給你意外的驚喜。

姿態與衣服、日常習慣都相關。如果你必須經常提重物，身子必須保持正直，且常交換手提。如有可能，以手推車或其他工具代勞最好，如果要上下車，也試著用另一種方式做。因為身體也會習慣這些動作，結果，其中的一隻手就比較長，也比較有力，脊椎骨也一邊受力較多肌肉放大，而導致永遠變形。

高跟鞋　使你看起來體態優美，但付出的代價不小。它會使肌肉收縮，將過多的壓力置於脊椎底部及腳尖上。當然，我們並非反對你追求流行。而是必須經常更換成平底鞋，或當坐比走路多時，才穿高跟鞋。

靜脈腫　每個人都希望能避免獲得靜脈腫。它的發生是因不良的循環導致靜脈的血在腿中堆積。因此，坐姿較有防患的功能。下列的一些規則可幫助：

- 坐時兩腳著地。
- 不要翹腿，如果要，每隔十五分改變一次。
- 每小時都要起來走動一下。
- 腸胃在移動時，不要緊張。避免坐馬桶太久。

• 足夠的纖維才能使你在每二十四至三十六小時，有腸胃移動。

• 用走路、慢跑或游泳來訓練你的腿。

線條設計：良好姿態的證明

謹慎、良好的線條設計可以創造出均衡、優美的姿態。線條運用不佳，只會造成不平均、老化之外觀。這裏的線條是指衣服的外緣，及剪裁的樣式。因為線條會導引眼睛而創造出視覺效果。

垂直線　使用垂直線，可將注意力從不佳的姿態引領開，因為眼睛將忙於上下打量而忽視了其他。

水平線　使用墊肩可改善不良的姿態，年老的外觀、圓肩及過重的體型。墊肩使肩膀比其他身體各部位都還寬。從而造成水平線，並可使衣服很自然地下垂。墊肩能使背部突聳的人有一較佳的外貌，或使彎曲、有圓肩的人更挺直。因此，看起來更年輕、更流線。

第十二章

顏色的重要性

你所選擇的顏色對你整體外觀有很重大的影響：是年輕或老，是嚴肅或和善，是好玩或精力十足，是高或是小。一個合宜的顏色會加強別人對你的印象：你的整體外觀會更順眼，剛硬的直線、皺紋及缺點都會被掩蓋住。上班族工作一整天後的疲憊相也不會受人注意到。因為你的皮膚不會產生與顏色相反的反應。所以如果選對顏色，會產生和諧，令人愉悅的整體感覺。

在第七章中，你已學會如何決定你的顏色。現在就教你如何把此一知識實際應用於你身上。

選擇最耀眼的顏色

什麼是你第一及第二個顏色特性？以第一個為底色，而第二個則是增添於上的花色。前面之色卡，可供你參考。

深：最適宜深色系列。

深／明：深／明及深／淺對比強的最適合。避免混雜或沒有明或淺色點綴的深色系列。

深／暗：深／暗及深／明與深至中或軟性色調的最合適。避免沒有深色調的明及淺的組合。

全深：避免二個淺色相結合，卻沒有深或明色點綴。

淺：有一些淺色最適宜。

淺／明：淺及明色，配合淺至中的對比色。避免混合色。

淺／暗：淺暗色系，配合淺至中的溫和對比。避免很強烈的對比。

明：有一些明色系最好。

明／淺：明／淺色的結合，配合明及淺的對比。

全明：避免混合色或二個全深色系。

暗：有點重量感的顏色最適合。溫和對比及混合外觀。

暗／深：二個中色調或中色與深色的結合最恰當，中度對比及混合外觀。

暗／淺：暗／淺結合，再加上中至淺的對比。避免兩個深色系。

全暗：避免強烈對比。

暖：增加一些暖色調會更好。

暖／深：暖色再加上中至深的對比及混合外觀。避免強烈對比。

暖／淺：暖及淺的結合，配合中至淺的對比。

全暖：避免冷底色。

冷：以藍或輕藍色系為底色。

冷／深：冷／深結合，加上中至深對比。

冷／淺：冷／淺結合，加上中至淺對比。

全冷：避免強烈的暖色為底色。

萬一衣櫥裡的衣服有不合特性的，怎麼辦？不用擔心，運用領帶、珠寶、短上衣及領巾來搭配即可。

比如說，一個淺／明色的人，穿深色系的水手服。雖然他會受到大家的注意，但因深色層調的關係，使他看起來更老些且不吸引人。改進的方法有：

淺／明的男士　穿上淺色襯衫及明亮、中色調的領帶以減緩深色衣服及淺色襯衫的強烈對比。同時，也引進淺色系及明亮度於其中。

淺／明的女士　穿上淺色上衣或戴上明亮的珠寶、領巾或手帕。

不同顏色在一起，會加強或減低彼此的顏色特性而產生一新的外觀或心情，比如：

- 白色再加上一清新、明亮的顏色，比如紅色，會使紅色更亮更淺。
- 紅色加上黑色，會更黑更重。
- 象牙白或褐色看起來較軟。
- 藍紅配在一起，有暖色調感覺。
- 橘紅加在一起，使其有一點藍紅。

簡單的顏色測試

隨著年紀的增長，我們會失去一些皮膚、頭髮、眼睛的光彩及顏色，也使身體有稜有角的曲線減低了一些強烈的對比。因此，相對的，我們也需緩和我們的外觀以資配合。

我們必須自我訓練以便告知自己那一顏色最適合。比如，為了明白我們是否已經從純白演變至象牙白，將一純白衣服披於一肩膀，象牙白於另一肩上。對著鏡子，先閉上眼睛一秒鐘後再睜開。最能吸引你的那一顏色最不適合你。因為它比你更搶眼，更吸引人注意，所以能烘托你眼睛，臉孔的衣服才是最恰當的。依此試驗，多做幾次自然能熟能生巧。

當你在試穿衣服而未決定那一顏色最好時，用此一方法即可解決問題。

中性色

明亮的顏色很容易過時，且它的風采掩蓋過本人，所以你會很快就不喜歡它。另一方面，中性色不容易過時，具有古典氣息，不會遮蔽本人。所以你應多挑選此色系的衣服。

廣義的說，中性色就是有黑、白或灰於其間。比如，藍加上足夠的黑就就成了水手藍，黃加上黑就成為暗綠。嚴格說起來，因為黑與白沒有色調，所以它們不能算做顏色，而只能當做基本的中性色。

三或多種顏色混在一起，依黑或白加的多寡而成為棕色、灰色或灰褐色，具有色彩的中性色。

大件的服飾如外套、夾克、上衣等最好選用中性色，因為它們容易與其他顏色相搭配且不易過時。

但如果只有中性色本色，特別是以明為第一或第二顏色特性的人而言，將會顯得很沈悶、老氣。然而，具有深或暗為第一或第二顏色特性的人而言，混合不同濃度的中性色能讓別人眼睛一亮。

隨著年齡成長，你必須挑選適合你的中性色。切記萬萬不可讓顏色搶去你的風頭，因為它會使你看起來更老，臉上的皺紋也顯而易見。

- 黑白相配，強烈的對比，予人肯定自信的感覺。
- 軟性的中性色是象牙白、灰褐色、黃褐色及褐色。當穿在一起時，會不如上述的搶眼，但具有緩和的效果，如黑白搭配，加褐及灰褐，可適用於任何場合。
- 有些中性色是黑色與另一色相混合，例如，紅褐色、粉紅綠、紫色。它們都比黑色更溫和。
- 同樣，象牙白及灰褐色是由白色與另一色相混合的結果，它們比純白更容易搭配。

基本色

三個基本色都是明色系：紅、藍及黃。

- 最適宜穿基本色的人是第一顏色特徵是明的人。然而，隨著年齡成長，你必須調整你的色調，選擇較不明亮的基本色。

・在三原色加上一白上衣或襯衫會給人一種很明亮、輕快的組合。如果加上的是非純白、象牙白、灰褐色或淡灰色的上衣或襯衫，將給人年輕、樂觀的感覺。

・綠、藍紫、天藍是年輕、明亮的，但比三原色暗，因此適合大多數人。桃色、粉紅色、水藍色則較淺及較軟。

・白色上衣或襯衫加上黑色套裝，會給人一種堅定自信的感覺。

・一個淺粉或象牙白的上衣或襯衫加於黑色套裝上，會減緩其對比。

・短上衣、襯衫或領帶加於黑色套裝上，會與加於中濃度套裝效果不同。

・明或中濃度的短上衣、襯衫或領帶會吸引別人對穿著者的注意。

適合女性之顏色

女性比男性有更多選擇顏色的機會。但這也是為什麼女性更容易犯錯。許多人都有滿櫥的衣服卻老覺得無衣可穿。女性比男性更容易衝動購買東西。她們看到喜歡的顏色就買下，而沒有深思考慮這顏色代表什麼意義，它是否與其他衣服相配。所以，下次購物時，記住下面原則：

當在考慮選擇某一顏色時，自問：

- 這顏色會帶給我什麼？
- 我希望有什麼效果，而什麼顏色會帶給我這樣效果？
- 這顏色會對我造成什麼樣的效果？
- 這顏色適合我想要接觸的人嗎？
- 這顏色適合那些場合？
- 我能再改進我的外觀嗎？
- 這件衣服會使我更明亮或灰暗？

混合顏色

夾克及襯衫	上衣	珠寶、手帕、圍巾、皮帶
淺	深	中或花色
深	淺	中
中	淺	中

樸素	花色
花色	樸素或中
樸素	樸素／淺或深

利用顏色產生不同的效果

利用圍巾、皮帶或珠寶就能使整體的外觀有所改變，比如從白天轉變至夜間服飾。任何一個配件的顏色都能增加，或緩和整體外觀的感覺。當穿不同顏色的單件衣服時，總要設法使其有連貫性。例如，下半身穿某一顏色時，總要想法使其再重複出現於上半身中。這可包括上衣、夾克、圍巾、手帕、珠寶或以花色型態出現。

適合男性的顏色

對男士言，良好打扮需要些技巧，下面的一些準則可以幫助你：

- 領帶應與西裝及襯衫有不同的色調及對比。
- 穿單件式衣服時，比如水手藍上衣及灰色褲子，灰色最好再次出現在領帶或襯衫的條紋中。

‧混合兩花色時，切記此二者不可有相同的大小或濃度。

下表是領帶、西裝、襯衫的對照表。依你個人對顏色喜愛的強烈決定對比的大小。

西裝	襯衫	領帶、手帕及圍巾
深	淺	中
中	淺	深
淺	深	中

古典式的衣服因為它們的剪裁及樣式使其永遠不過時，且適合大多數的場合。如果不確定穿什麼時，古典式的最佳，畢竟基本的樣式並不會隨流行而改變。比如，一件古典式的男西裝，不論是單或雙胸式，只要有剪裁良好的臀部切削，古典的翻領及單件式背心，就可使用多年。

第十三章

心想事成

如果你已遵照本書中每一章所言，仔細地研讀並明瞭，經過每一測試，並在生活中及想法中適當地調整，你就會發覺你自己，給別人的印象大有改善。相反的，如果你未信服本書的建議，或未開始執行，那就表示對於我們的觀念及做去，仍不相信。但我向你保證，你可以看起來也感覺起來更年輕、更健康、更完美。

成功的對比

我們總是可以把成功或失敗歸諸某人。一個人成功的原因可能是另一失敗者的原因。它完全看我們怎麼看待自己及我們希望怎樣。下面的兩兄弟例子說明良好外表的重要性。

一對無以為生的夫妻生下一對雙胞胎兄弟。父親是一位沒有技術的普通工人，沒有雄心大志，也沒有固定的工作。每天得過且過，嗜酒如命。母親則不定期地外出做些低微的工作以貼補家用。兩個都是酒鬼，依福利金過日子。所以這兩位兄弟就靠他們的鄰居或他們自己，或偶而他們的父母來過活。差不多到了十歲，一切就得靠自己了。

生存是他們這個家庭的唯一目標，父母激烈的爭吵有時得靠警察才能制止這場糾紛，當然有時他們也得睡在拘留所中以待他們酒醉清醒。責罵、毒打孩子更是司空見慣。所以，他們的童年家庭生活並不是很美滿。

到了三十五歲，這一對雙胞胎兄弟就有了很大的差別，湯姆仍是一個沒有技術的工人，嗜酒，就如同他雙親一樣。沒有固定的工作，常打老婆，同時也是警察局的常客。他與他妻子仍住在他們長大的地方，依賴政府的救濟。

吉姆則相反，雖是低微的兼差工作仍勤奮努力，同時利用晚間及週末上學進修。存下他所賺的每一分錢，並在學校畢業後，開始了他的小生意。到三十五歲時，他的公司仍在成長，他也成為一個有錢的人。他的家庭也幸福美滿，他與妻子在和樂的氣氛下，一同照顧年幼的小孩。他們的房子乾淨、整潔。每天過得很愉快，也對未來充滿無限信心。

一個社會學家曾對此一兄弟做過研究。當她問他們一個相同的問題時，「為什麼你今天會這樣呢？」奇怪的是答案都相同：在那環境之下，我還能做什麼？

兩者一樣缺乏機會，但兩者卻對自己有不同的註解。湯姆只看到他一無所有，吉姆則看到他想要的，除了努力向上外，他無路可走。唯一的真正差別就在他們如何從現在走向他們心中想期待的未來。對湯姆而言，他已死心，不再做什麼。而吉姆他知道他必須對他的理想付出承諾。湯姆只是怨恨地自言自語：「這就是人生」。而吉姆是充滿自信地告誡自己：「我一定可以比現在做得更好。」

形象化的力量

一位雕塑家曾經如此解釋為何她能把一塊石頭雕成如此美麗的雕像：其實雕像早已在那兒，我只不過是把多餘的敲除，並把剩下的刨光打亮而已。她更進一步闡述：在我看出這些雕像之前，我必須先明白這石頭。須知石頭是由數百萬年來不同元素組成的紋理結構所造成。一旦我能掌握了這特性，我就可很清晰地看出藏在裡面的雕像而把它雕出來。

我們可以從這雕刻師以及雙胞胎兄弟的故事中獲得一些啟示。在我並未明瞭自己之前，外界的力量已開始構築我們的未來。這力量包括遺傳、家庭、環境等，加諸於我們身上，而不自覺地成為我們自己的特性。

我們不斷地以此為結構而預視我們的未來。隨著時光消逝，更多的包袱被去除，而逐漸顯現內在的雕像。所以只要我們還活著，我們就會有機會使生活更加多采多姿。越能與周遭環境配合，我們的未來也就越加順暢。

沒有想像力就無法成功。以預視的未來當做目標，就像上述雙胞胎兄弟故事告訴我們的一樣，成功與失敗之差別就在於：想像力及堅毅。

教育並不能使你成功，外表美麗也沒辦法，你的父母也無法幫你製造成功。他們只可從旁協助，但真正的成功必須靠你自己。成功，意謂著你能看見你的目標，並設法使其越來越近。

問問自己：成功對我而言，代表了什麼意義？這個答案在年輕時，可能年年會變，但成熟長大以後，則較不會更改。注意我講的是成熟，而非年紀。你可在二十歲就成熟、長大了，但到八十歲才算老。當然，你也可能在二十歲成熟，也老了。我知道與所謂成功與目標對其生命意義有關。

設定目標

目標應該講究實際，且需發揮你所有潛能才可達到。它固然應顧及你的現有資源，但更重要的是要把你的潛能也列入。

• 愛：我們需要愛別人也需要被愛。有愛的關係才可以活得好與久遠。我們的目標之一就是要建立一個在愛與尊敬的基礎下良好的長久關係。對大多數人言，這就是婚姻與家庭，或者是其他關係。

‧健康目標：永遠不要與目標妥協。不論你的體能狀況如何，儘可能地保持健康。

‧尊敬：在商場或人際關係上，成功就必須依賴——尊敬。從尊敬你自己開始到尊敬你所有的朋友。

‧事業目標：並非金錢，你的事業目標應該是事業的成就以及不斷地進步。其他的目標就必須由你自己決定。如你有小孩，也許另一目標就是幫助他們如何達成其一生健康、愛、朋友、尊敬等目標。

敢於嘗試

人生的每一件事都充滿了危險，區別成功與危險的唯一不同就是敢於嚐試。下面這首詩足以說明：

嚐　試

笑，就必須冒著可能被人認為是傻子之危險

哭，就必須冒著可能被人認為多愁善感之危險

與其他事物接觸，就可能被認為也是參與的一份子

在大衆面前談論你的理想，夢，可能會有失去它們的危險

愛，可能不會獲得相對回報的愛

活，就可能隨時會死

相信某人、某事，就可能會因此而失敗

我們必須接受冒險，因為人生最大的障礙就是不敢嘗試。不敢冒險的人雖然避免了後悔與悲痛，但他們也永遠不會學到任何新事物，不會成長，不會改變，無法愛，也不知如何去感覺，如何過其一生。因為受到此一態度之束縛而終身為其奴隸。唯有敢冒險的人才是最自由的。

基本的好習慣

壞習慣會立即帶來報應，但好習慣卻需要長時間後才會回報。一個吸煙者可以立即知道

體力是如何受到影響，但一個非吸煙者卻很難知道他究竟多健康。但遲早，有好習慣者，會得到其應有的報酬的。

一些好習慣是：

- 飲食。
- 生活型式。
- 誠實正直。
- 愛自己及愛別人。
- 尊敬自己及別人。
- 關懷的關係。

努力奮鬥

如果你不努力，你就會失敗。不論是精神層次或體能能力，努力是最後決定的因素。成功就是當別人不在意時，你仍努力工作。這就是為什麼鋼琴家總在演奏會結束後練習，作家每天清晨五點即開始提筆疾揮，而運動員獨自一人在安靜的訓練場練習其技巧。這些人學會了如何改進自己。教練或老師只是引領他們發覺其潛能，是他們自己內在的驅動力使他們在沒人注意時仍默默工作，最後終於奠下了成功的踏石。

大展出版社有限公司	圖書目錄
地址：台北市北投區11204 致遠一路二段12巷1號 郵撥： 0166955～1	電話：(02) 8236031 8236033 傳眞：(02) 8272069

・法律專欄連載・電腦編號58

台大法學院 法律學系／策劃
法律服務社／編著

①別讓您的權利睡著了[1]	200元
②別讓您的權利睡著了[2]	180元

・趣味心理講座・電腦編號15

①性格測驗1	探索男與女	淺野八郎著	140元
②性格測驗2	透視人心奧秘	淺野八郎著	140元
③性格測驗3	發現陌生的自己	淺野八郎著	140元
④性格測驗4	發現你的真面目	淺野八郎著	140元
⑤性格測驗5	讓你們吃驚	淺野八郎著	140元
⑥性格測驗6	洞穿心理盲點	淺野八郎著	140元
⑦性格測驗7	探索對方心理	淺野八郎著	140元
⑧性格測驗8	由吃認識自己	淺野八郎著	140元
⑨性格測驗9	戀愛知多少	淺野八郎著	140元
⑩性格測驗10	由裝扮瞭解人心	淺野八郎著	140元
⑪性格測驗11	敲開內心玄機	淺野八郎著	140元
⑫性格測驗12	透視你的未來	淺野八郎著	140元
⑬血型與你的一生		淺野八郎著	140元
⑭趣味推理遊戲		淺野八郎著	140元

・婦幼天地・電腦編號16

①八萬人減肥成果	黃靜香譯	150元
②三分鐘減肥體操	楊鴻儒譯	130元
③窈窕淑女美髮秘訣	柯素娥譯	130元
④使妳更迷人	成　玉譯	130元
⑤女性的更年期	官舒妍編譯	130元
⑥胎內育兒法	李玉瓊編譯	120元
⑧初次懷孕與生產	婦幼天地編譯組	180元

⑨初次育兒12個月	婦幼天地編譯組	180元
⑩斷乳食與幼兒食	婦幼天地編譯組	180元
⑪培養幼兒能力與性向	婦幼天地編譯組	180元
⑫培養幼兒創造力的玩具與遊戲	婦幼天地編譯組	180元
⑬幼兒的症狀與疾病	婦幼天地編譯組	180元
⑭腿部苗條健美法	婦幼天地編譯組	150元
⑮女性腰痛別忽視	婦幼天地編譯組	150元
⑯舒展身心體操術	李玉瓊編譯	130元
⑰三分鐘臉部體操	趙薇妮著	120元
⑱生動的笑容表情術	趙薇妮著	120元
⑲心曠神怡減肥法	川津祐介著	130元
⑳內衣使妳更美麗	陳玄茹譯	130元
㉑瑜伽美姿美容	黃靜香編著	150元
㉒高雅女性裝扮學	陳珮玲譯	180元

・青春天地・ 電腦編號17

①A血型與星座	柯素娥編譯	120元
②B血型與星座	柯素娥編譯	120元
③O血型與星座	柯素娥編譯	120元
④AB血型與星座	柯素娥編譯	120元
⑤青春期性教室	呂貴嵐編譯	130元
⑥事半功倍讀書法	王毅希編譯	130元
⑦難解數學破題	宋釗宜編譯	130元
⑧速算解題技巧	宋釗宜編譯	130元
⑨小論文寫作秘訣	林顯茂編譯	120元
⑩視力恢復！超速讀術	江錦雲譯	130元
⑪中學生野外遊戲	熊谷康編著	120元
⑫恐怖極短篇	柯素娥編譯	130元
⑬恐怖夜話	小毛驢編譯	130元
⑭恐怖幽默短篇	小毛驢編譯	120元
⑮黑色幽默短篇	小毛驢編譯	120元
⑯靈異怪談	小毛驢編譯	130元
⑰錯覺遊戲	小毛驢編譯	130元
⑱整人遊戲	小毛驢編譯	120元
⑲有趣的超常識	柯素娥編譯	130元
⑳哦！原來如此	林慶旺編譯	130元
㉑趣味競賽100種	劉名揚編譯	120元
㉒數學謎題入門	宋釗宜編譯	150元
㉓數學謎題解析	宋釗宜編譯	150元
㉔透視男女心理	林慶旺編譯	120元

㉕少女情懷的自白	李桂蘭編譯	120元
㉖由兄弟姊妹看命運	李玉瓊編譯	130元
㉗趣味的科學魔術	林慶旺編譯	150元
㉘趣味的心理實驗室	李燕玲編譯	150元
㉙愛與性心理測驗	小毛驢編譯	130元
㉚刑案推理解謎	小毛驢編譯	130元
㉛偵探常識推理	小毛驢編譯	130元
㉜偵探常識解謎	小毛驢編譯	130元
㉝偵探推理遊戲	小毛驢編譯	130元
㉞趣味的超魔術	廖玉山編著	150元
㉟趣味的珍奇發明	柯素娥編著	150元

•健 康 天 地• 電腦編號18

①壓力的預防與治療	柯素娥編譯	130元
②超科學氣的魔力	柯素娥編譯	130元
③尿療法治病的神奇	中尾良一著	130元
④鐵證如山的尿療法奇蹟	廖玉山譯	120元
⑤一日斷食健康法	葉慈容編譯	120元
⑥胃部強健法	陳炳崑譯	120元
⑦癌症早期檢查法	廖松濤譯	130元
⑧老人痴呆症防止法	柯素娥編譯	130元
⑨松葉汁健康飲料	陳麗芬編譯	130元
⑩揉肚臍健康法	永井秋夫著	150元
⑪過勞死、猝死的預防	卓秀貞編譯	130元
⑫高血壓治療與飲食	藤山順豐著	150元
⑬老人看護指南	柯素娥編譯	150元
⑭美容外科淺談	楊啟宏著	150元
⑮美容外科新境界	楊啟宏著	150元
⑯鹽是天然的醫生	西英司郎著	140元

•實用女性學講座• 電腦編號19

①解讀女性內心世界	島田一男著	150元
②塑造成熟的女性	島田一男著	150元

•校 園 系 列• 電腦編號20

①讀書集中術	多湖輝著	150元
②應考的訣竅	多湖輝著	150元
③輕鬆讀書贏得聯考	多湖輝著	150元

·實用心理學講座·電腦編號21

①拆穿欺騙伎倆	多湖輝著	140元
②創造好構想	多湖輝著	140元
③面對面心理術	多湖輝著	140元
④僞裝心理術	多湖輝著	140元
⑤透視人性弱點	多湖輝著	140元
⑥自我表現術	多湖輝著	150元
⑦不可思議的人性心理	多湖輝著	150元
⑧催眠術入門	多湖輝著	150元
⑨責罵部屬的藝術	多湖輝著	150元
⑩精神力	多湖輝著	150元

·超現實心理講座·電腦編號22

①超意識覺醒法	詹蔚芬編譯	130元
②護摩秘法與人生	劉名揚編譯	130元
③秘法！超級仙術入門	陸　明譯	150元
④給地球人的訊息	柯素娥編著	150元
⑤密教的神通力	劉名揚編著	130元
⑥神秘奇妙的世界	平川陽一著	180元

·養生保健·電腦編號23

①醫療養生氣功	黃孝寬著	250元

·心靈雅集·電腦編號00

①禪言佛語看人生	松濤弘道著	180元
②禪密教的奧秘	葉逯謙譯	120元
③觀音大法力	田口日勝著	120元
④觀音法力的大功德	田口日勝著	120元
⑤達摩禪106智慧	劉華亭編譯	150元
⑥有趣的佛教研究	葉逯謙編譯	120元
⑦夢的開運法	蕭京凌譯	130元
⑧禪學智慧	柯素娥編譯	130元
⑨女性佛教入門	許俐萍譯	110元
⑩佛像小百科	心靈雅集編譯組	130元
⑪佛教小百科趣談	心靈雅集編譯組	120元
⑫佛教小百科漫談	心靈雅集編譯組	150元

⑬佛教知識小百科	心靈雅集編譯組	150元
⑭佛學名言智慧	松濤弘道著	180元
⑮釋迦名言智慧	松濤弘道著	180元
⑯活人禪	平田精耕著	120元
⑰坐禪入門	柯素娥編譯	120元
⑱現代禪悟	柯素娥編譯	130元
⑲道元禪師語錄	心靈雅集編譯組	130元
⑳佛學經典指南	心靈雅集編譯組	130元
㉑何謂「生」　阿含經	心靈雅集編譯組	150元
㉒一切皆空　般若心經	心靈雅集編譯組	150元
㉓超越迷惘　法句經	心靈雅集編譯組	130元
㉔開拓宇宙觀　華嚴經	心靈雅集編譯組	130元
㉕真實之道　法華經	心靈雅集編譯組	130元
㉖自由自在　涅槃經	心靈雅集編譯組	130元
㉗沈默的教示　維摩經	心靈雅集編譯組	150元
㉘開通心眼　佛語佛戒	心靈雅集編譯組	130元
㉙揭秘寶庫　密教經典	心靈雅集編譯組	130元
㉚坐禪與養生	廖松濤譯	110元
㉛釋尊十戒	柯素娥編譯	120元
㉜佛法與神通	劉欣如編著	120元
㉝悟（正法眼藏的世界）	柯素娥編譯	120元
㉞只管打坐	劉欣如編譯	120元
㉟喬答摩・佛陀傳	劉欣如編著	120元
㊱唐玄奘留學記	劉欣如編譯	120元
㊲佛教的人生觀	劉欣如編譯	110元
㊳無門關（上卷）	心靈雅集編譯組	150元
㊴無門關（下卷）	心靈雅集編譯組	150元
㊵業的思想	劉欣如編著	130元
㊶佛法難學嗎	劉欣如著	140元
㊷佛法實用嗎	劉欣如著	140元
㊸佛法殊勝嗎	劉欣如著	140元
㊹因果報應法則	李常傳編	140元
㊺佛教醫學的奧秘	劉欣如編著	150元
㊻紅塵絕唱	海　若著	130元
㊼佛教生活風情	洪丕謨、姜玉珍著	220元

•經營管理•電腦編號01

◎創新經營管理六十六大計（精）	蔡弘文編	780元
①如何獲取生意情報	蘇燕謀譯	110元
②經濟常識問答	蘇燕謀譯	130元

③股票致富68秘訣	簡文祥譯	100元
④台灣商戰風雲錄	陳中雄著	120元
⑤推銷大王秘錄	原一平著	100元
⑥新創意・賺大錢	王家成譯	90元
⑦工廠管理新手法	琪　輝著	120元
⑧奇蹟推銷術	蘇燕謀譯	100元
⑨經營參謀	柯順隆譯	120元
⑩美國實業24小時	柯順隆譯	80元
⑪撼動人心的推銷法	原一平著	120元
⑫高竿經營法	蔡弘文編	120元
⑬如何掌握顧客	柯順隆譯	150元
⑭一等一賺錢策略	蔡弘文編	120元
⑯成功經營妙方	鐘文訓著	120元
⑰一流的管理	蔡弘文編	150元
⑱外國人看中韓經濟	劉華亭譯	150元
⑲企業不良幹部群相	琪輝編著	120元
⑳突破商場人際學	林振輝編著	90元
㉑無中生有術	琪輝編著	140元
㉒如何使女人打開錢包	林振輝編著	100元
㉓操縱上司術	邑井操著	90元
㉔小公司經營策略	王嘉誠著	100元
㉕成功的會議技巧	鐘文訓編譯	100元
㉖新時代老闆學	黃柏松編著	100元
㉗如何創造商場智囊團	林振輝編譯	150元
㉘十分鐘推銷術	林振輝編譯	120元
㉙五分鐘育才	黃柏松編譯	100元
㉚成功商場戰術	陸明編譯	100元
㉛商場談話技巧	劉華亭編譯	120元
㉜企業帝王學	鐘文訓譯	90元
㉝自我經濟學	廖松濤編譯	100元
㉞一流的經營	陶田生編著	120元
㉟女性職員管理術	王昭國編譯	120元
㊱ＩＢＭ的人事管理	鐘文訓編譯	150元
㊲現代電腦常識	王昭國編譯	150元
㊳電腦管理的危機	鐘文訓編譯	120元
㊴如何發揮廣告效果	王昭國編譯	150元
㊵最新管理技巧	王昭國編譯	150元
㊶一流推銷術	廖松濤編譯	120元
㊷包裝與促銷技巧	王昭國編譯	130元
㊸企業王國指揮塔	松下幸之助著	120元
㊹企業精銳兵團	松下幸之助著	120元

國立中央圖書館出版品預行編目資料

年輕十歲不是夢／DR JAMES SCALA & BARBARA JACQUES 著，／梁瑞麟譯 ──初版──臺北市；大展，民83
面； 公分──（健康天地；17）
譯自：LOOK 10 YEARS YOUNGER FEEL 10 YEARS BETTER
ISBN 957-557-471-0（平裝）

1.健康法

411.1 83009213

本書原名：LOOK 10 YEARS YOUNGER FEEL 10 YEARS BETTER
原作者：DR JAMES SCALA & BARBARA JACQUES ©1991
原出版者：JUDY PIATKUS（Puhlishers）LIMITED
版權代理：博達著作權代理有限公司

年輕十歲不是夢

ISBN 957-557-471-0

原著者／詹姆士・史考勒 博士　芭芭拉・潔克斯
編譯者／梁 瑞 麟
發行人／蔡 森 明
出版者／大展出版社有限公司
社 址／台北市北投區（石牌）致遠一路二段12巷1號
電 話／（02）8236031・8236033
傳 眞／（02）8272069
郵政劃撥／0166955－1
登記證／局版臺業字第2171號

法律顧問／劉 鈞 男 律師
承印者／高星企業有限公司
裝 訂／日新裝訂所
排版者／千賓電腦打字有限公司
電 話／（02）8836052
初 版／1994年（民83年）10月

定 價／200元

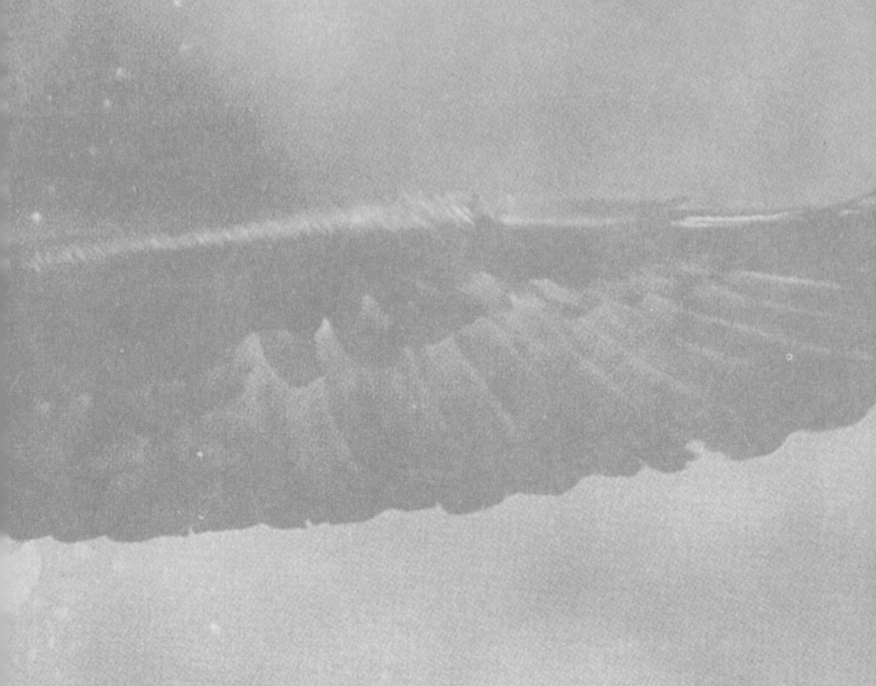

大展好書 好書大展